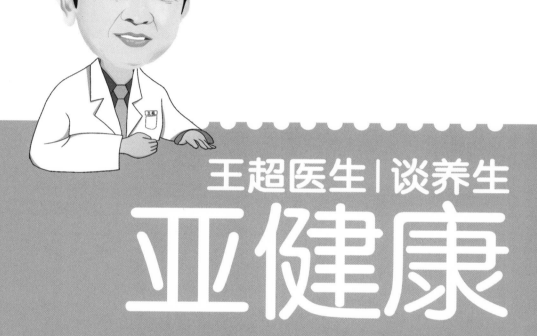

王超医生 | 谈养生

亚健康

王 超 主编

四川科学技术出版社

图书在版编目（CIP）数据

王超医生谈养生．亚健康/王超主编. — 成都：
四川科学技术出版社，2023.8
　ISBN 978-7-5727-0715-5

　Ⅰ．①王… Ⅱ．①王… Ⅲ．①养生（中医）②亚健康
Ⅳ．① R212 ② R441

　中国版本图书馆 CIP 数据核字（2022）第 177703 号

王超医生谈养生·亚健康

WANGCHAO YISHENG TAN YANGSHENG · YAJIANKANG

王　超　主编

出 品 人　程佳月
策划组稿　罗小燕
责任编辑　税萌成　罗小燕
封面设计　李　庆
责任出版　欧晓春
出版发行　四川科学技术出版社
　　　　　成都市锦江区三色路 238 号　邮政编码 610023
　　　　　官方微博 http://weibo.com/sckjcbs
　　　　　官方微信公众号 sckjcbs
　　　　　传真 028-86361756
成品尺寸　170 mm × 240 mm
印　　张　8.25
字　　数　170 千
印　　刷　四川华龙印务有限公司
版　　次　2023 年 8 月第 1 版
印　　次　2023 年 8 月第 1 次印刷
定　　价　98.00 元（共三册）

ISBN 978-7-5727-0715-5

邮　　购：成都市锦江区三色路 238 号新华之星 A 座 25 层　邮政编码：610023
电　　话：028-86361770

编委会

主　编　王　超

副主编　王一臣　孙军刚　黄祖波　黄勤挽

编　委（排名不分先后）

王芹芹	王　茜	王　娅	王政研	王维维
毛　林	付红娟	田茂颖	皮　燕	冉文菊
朱春霖	朱　惠	谷方均	张云飞	张　达
张建华	张　峰	陈星良	连道仕	宋登丽
何鸣超	李　桃	杨万芳	沈克芬	周　浩
周虹池	屈建雷	郭　建	徐黎青	唐　兴
唐　源	唐艳华	康　靓	龚铃惠	龚婷婷
梁　凡	梁金梅	黄河银	彭小莉	彭　柳
曾　月	董卫涛	董兆威	覃小妍	虞　书
廖文涛				

配　图　李　吉

序

　　王超医生谈养生系列科普丛书，将由四川科学技术出版社出版，该系列丛书目前先行出版《亚健康》《慢性病》《保健和情绪》三册。

　　几千年来，中医药文化薪火相传，浩瀚的医学经典供我们传承钻研，其中核心理念是养生防病，一切为了生命健康，这一传承课题激发我们通过不同途径去探索！去继承！去发扬！去传播！

　　王超院长是我熟知的正当壮年的中医药界医、教、研、管的复合人才，潜心于中医科普研究，很有心得。

　　我深知编著科普读物比撰写高精专著难度更大，要求更严，所及问题既要高精尖，又要深入浅出，特别是撰写中医药的科普书难度更大，跨越了几千年的文字古奥，要做到浅出易懂难度相当之大。王超博士勇于担当，编撰中医药科普系列丛书，我十分赞誉。

　　我有幸读王超医生拟出版的系列丛书中的前三部著作，文图并茂，趣味浓郁，文字通俗，重点突出了中医养生防病促健康的特色，把握了科普书籍的特点，如书中针对现代生活节奏快，吃不香、睡不好、酸痛不适、倦怠疲乏等大众亚健康问题，运用白话文、俗语、俚语、漫画等图文并茂的方式，融入中医药基本知识、养生基本原则和常用方法，构以"三会"之法（会吃、会运动、会保健），科学地回答了怎么吃、怎么睡，怎么运动、怎么保健等亚健康问题，让读者一目了然，轻松阅读，得以受益。

王超医生的系列中医药科普丛书是一项工程研究，本丛书将为普及健康知识，实现"健康中国"尽匹夫之责！

祝愿王超医生再接再厉，陆续撰写这套系列丛书，期待出版，以餐读者。

是以为序！

成都中医药大学90岁医翁

2023年4月

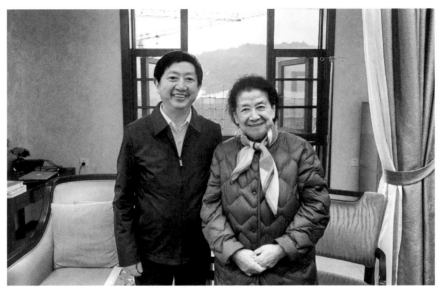

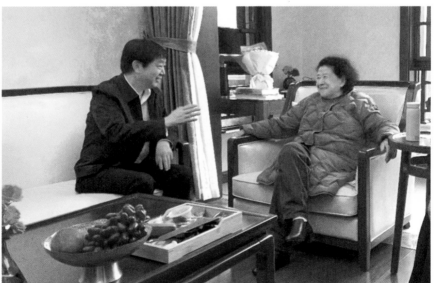

国医大师刘敏如先生与笔者论道中医药

目 录

第二章　教你远离亚健康 / 037

第三章　健康小帖士 / 083

第一章

聊聊亚健康

第一节 亚健康的前世

一、亚健康的中医起源

何谓亚健康？亚健康的概念最早由现代医学提出。苏联学者布赫曼（N.Berhman）教授在20世纪80年代中期首次提出，人体除了健康和疾病状态外，还存在着一种非健康、非疾病的中间状态（sub-health）。我国学者王育学教授于20世纪90年代中期在首届

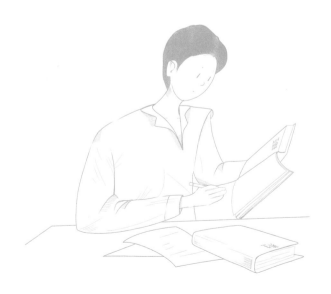

亚健康学术研讨会上首次提出"亚健康"一词。2007年，中华中医药学会发布的《亚健康中医临床指南》明确指出：亚健康是指身体处于健康和疾病之间的一种状态，表现为一定时间内的活力降低、功能和适应能力减退的症状，但不符合现代医学有关疾病的临床或亚临床诊断标准。

那么，古人有亚健康吗？具有悠久历史的中医学对亚健康是如何阐述的呢？

参照现代医学的定义，亚健康恰好属于中医"治未病"的范畴。其所反映的理念早在2000多年前《黄帝内经》中的"治未病"思想中就有所体现。"未病"一词最早出现在《黄帝内经·素问·四气调神大论》云："是故圣人不治已病治未病，不治已乱治未乱，此之谓也。"其"未病"是与"已病"状态相对而言。

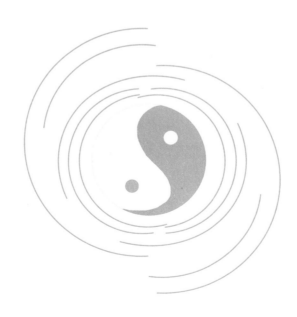

从现代医学的发病观来看，处于病与非病之间的亚健康状态在临床无症可依，无病可循，则无药可治。但从传统中医来看，"未病"是"已病"的早期状态，"未病"实际上已具备一定程度上的阴阳失衡、气机升降紊乱、脏腑功能失调等中医学病理改变，故而在中医则有症可循，有舌苔脉象可识，有证可辨，因而有法可选，有药可治。

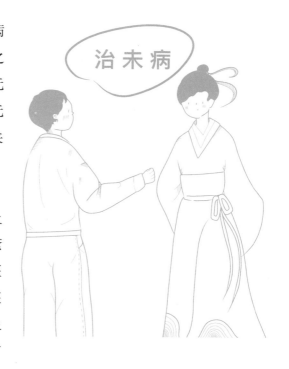

治未病

"治未病"是《黄帝内经》的重要治疗思想。在预防、摄生方面，《素问·上古天真论》云："其知道者，法于阴阳，和于术数，食饮有节，起居有常，不妄作劳，故能形与神俱，而尽终其天年，度百岁乃去。"养生之道，要使人体健康无病，精力充沛，就应知四时气候变化规律，以适应自然环境变化，需饮食、起居、劳逸有节，于是形体与神志俱充沛，自能延年益寿。体内阴阳之精气能保持平衡，精力旺盛，神志爽朗，人身和自然界亦能保持协调，自然健康无病，"度百岁乃去"，这是祖国医学"天人合一"的整体观。就治疗原则而言，一是未病先防；二是既病防变。两者均体现了中医防重于治的观点。《素问·四气调神大论》云："是故圣人不治已病治未病，不治已乱治未乱。"

其意为如果疾病已发生，然后再去治疗，乱象已经形成，然后再去治理，那就如同临渴而掘井，战乱发生了再去制造兵器，就一切都晚了。这就充分体现了未病先防之意。而在《素问·八正神明论》提到"上工救其萌芽"。其意为高明的大夫救其萌芽，刚开始有点苗头，刚开始得病，就要给他治好，要早治疗。"下工救其已成，救其已败"。其意为有苗头的时候不重视，自己不重视，大夫也不重视，等到发展得比较重，达到"已败"（预后差之意）的程度，那么再高明的大夫也很难治愈。这就是既病防变的体现。但病患未生之时，其源往往隐藏，即使有所显现，开始时总是细微的，人们难以察觉，即使有所察觉，也不易引起关注，这就给病患的形成提供了条件，等到病患已成，祸乱已起，就难以施治了。

二、亚健康的同义词

亚健康这种状态包含了中医学中郁证、心悸、眩晕、不寐、自汗、阳痿、遗精等病证，还有与之相似的病名——解㑊。王冰注："解㑊，并不可名之。然寒不寒，热不热，弱不弱，壮不壮，守不可名。"《辞海》释："'解'通'懈'，全身困倦无力，懒于行动，少气不欲言，似热非热，是寒非寒，焦虑不安，恐惧，抑郁不欢。"《黄帝内经·素问·四气调神大论》中提出的未病、未乱就是疾病前状态，或某种疾病的征兆，是质变为疾病的量变积累过程，也就是所说的亚健康。

综上，中医古籍对亚健康虽无记载，但却散见于各种文献中。"未病""未乱""治未病""治未乱"的学术思想奠定了中医亚健康观的学术基础。2007年，中华中医药学会发布了《亚健康中医临床指南》，规范了亚健康的概念、相关诊断方法与手段以及亚健康的干预。由此中医对亚健康的认识日趋成熟。

· 参 考 文 献 ·

［1］孙涛，中华中医药学会.亚健康中医临床指南［M］.北京：中国中医药出版社，2006.

［2］马宁，刘民.亚健康状态的流行病学研究进展［J］.中国预防医学杂志，2012，13（7）：556-559.

［3］朱方石，王小宁.基于古代文献对亚健康状态中医认识观的探讨［J］.时珍国医国药，2014，25（2）：411-412.

［4］张芳."治未病"起源与发展［J］.实用中医内科杂志，2013，27（1）：6-8.

［5］张科庄，王久源，张培海.浅谈中医对亚健康状态的认识及防治对策［J］.中医临床研究，2015，7（25）：42-44.

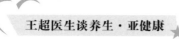

第二节　亚健康的今生

一、亚健康的定义

1948年，世界卫生组织（WHO）将健康定义为"生理、心理及社会适应三个方面全部良好的一种状况，而不仅仅是指没有生病或者虚弱。""亚健康"是一个当代新名词、新概念，是基于健康与疾病的概念而提出的。

早在20世纪80年代中期，苏联学者布赫曼就首次提出：人的一般状态分为健康状态、病理状态及亚健康状态。亚健康状态即诱病状态。世界卫生组织称其为"第三状态"。1997年，在北京的首届亚健康学术研讨会上，我国学者正式称之为"亚健康状态"。

现代学者认为，亚健康状态是机体尚无器质性病变，仅有某些功能性改变的状态。它是人体处于健康和疾病之间的过渡阶段，在身体上、心理上没有可以被检查出来的疾病，但主观上却有许多不适的症状和心理体验。

2007年，中华中医药学会发布的《亚健康中医临床指南》中将其定义为：亚健康是指身体处于健康和疾病之间的一种状态。

处于亚健康状态者，不能达到健康的标准，表现为一定时间内的活力降低以及功能和适应能力减退的症状，但不符合现代医学有关疾病的临床或亚临床诊断标准。

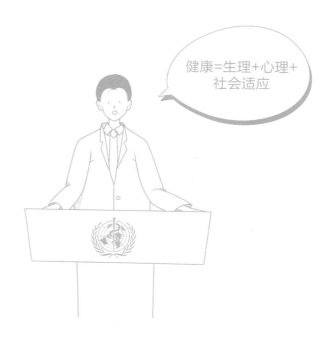

综上所述，亚健康是指非疾病所致的躯体上、心理上不适应或社会适应能力降低的健康不完满或低质量状态及其体验。

二、亚健康的状态

亚健康状态主要表现为以下三类临床症状：①以疲劳、睡眠紊乱、疼痛等躯体症状表现为主；②以抑郁寡欢、焦躁不安、急躁易怒、恐惧胆怯、短期记忆力下降、注意力不能集中等精神心理症状表现为主；③以人际交往频率减低、人际关系紧张等社会适应能力下降表现为主。若上述三条中的任何一条持续三个月以上，并且经系统检查排除可能导致上述表现的疾病者，目前可分别被判断为处于躯体亚健康、心理亚健康、社会交往亚健康状态。

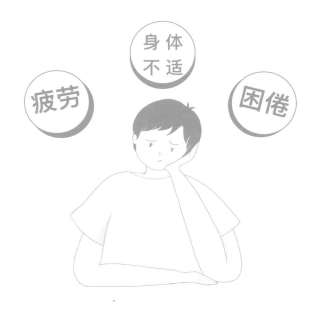

亚健康状态性质上表现为身心失调，又涉及了一系列不同性质的失调。如以疲劳为主的，可见到虚弱、免疫失调、消化不良、性功能低下等不同综合状态的亚健康状态；仅表现为诸如睡眠困难、便秘、健忘、非特指的疼痛等单一症状，其他方面并无异常的单一症状的亚健康状态；以及仅仅体现为某项生物学指标有所偏离，既无主观体验和不适感，又不足以确定为某种疾病，但却反映了躯体偏差情况的无症状亚健康状态。

一种躯体上、心理上和社会适应上的"不完满"或者是"低质量"是亚健康的特征属性。所谓"不完满"是指在躯体、心理

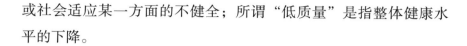

或社会适应某一方面的不健全；所谓"低质量"是指整体健康水平的下降。

三、亚健康的发生率

亚健康是由健康向疾病转化过程中的一个过渡阶段，是处于健康与疾病之间的灰色领域，也被称为"疾病前"状态。国内外有关调查报告显示，一般人群中亚健康状态发生率在17.8%~67.4%。随着各国亚健康人群的不断上升，医学上已经把亚健康列为21世纪人类健康的首要危险因素。

不同年龄、性别、学历人群的亚健康状态发生率有所不同，亚健康状态发生率随年龄增长而升高，以中年人为主，女性亚健康状态的发生率可能高于男性。亚健康状态的发生率可能随学历

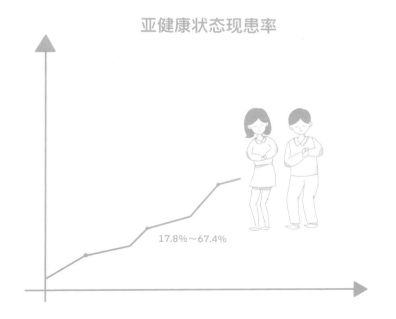

亚健康状态现患率

17.8%~67.4%

上升而增加，职业经理人、知识分子等更是亚健康状态的高发人群。此外，社会环境、心理因素、工作压力、个人行为习惯与亚健康状态的发生率有关。

四、亚健康给我们的警示

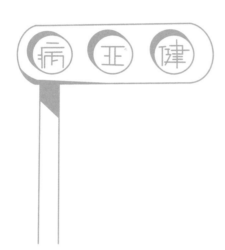

如果我们将健康和疾病分别视为绿色和红色交通信号灯，那么亚健康就是黄色的信号灯。如果没有信号灯指引，会增加健康状况"交通阻塞"的风险。亚健康状态已经威胁到个人的健康，如不及时采取有效措施进行干预，最终将会导致疾病的发生、发展，影响其转归和预后等。

当机体处于亚健康状态时，就需要尽早采取积极的干预措施，通过休息、调整等方法恢复到健康状态，预防疾病的发生、发展。若忽视亚健康状态，任其发展，一旦发展到疾病状态，出现了病理改变，就很难再恢复到健康状态。这意味着，对处于亚健康状态的人群进行积极有效的干预，不但能够有效预防疾病发生，还可以有效改善人们的生活体验。

参 考 文 献

［1］刘保延，何丽云，谢雁鸣.亚健康状态的概念研究［J］.中国中医基础医学杂志，2006，12（11）：801-802.

［2］胡镜清，江丽杰，彭锦，等.现代医学模式下亚健康概念特征属性的思考及其意义［J］.中国中医基础医学杂志，2011，17（6）：683-685+690.

［3］杨基建.亚健康概念之我见［J］.陕西中医学院学报，2004，27（5）：19-20.

［4］中华中医药学会.亚健康中医临床指南［S］.北京：中国中医药出版社，2006.

［5］张文旗，何裕民."治未病"与亚健康的相关概念探讨［J］.上海中医药杂志，2008，42（4）：57-59.

［6］王晓辉，吕萌，赵帅翔，等.兰州市城镇居民亚健康状况及影响因素［J］.中国健康心理学杂志，2020，28（7）：961-966.

［7］P. H. Hilderink，R. Collard，J. G. M. Rosmalen，et al. Prevalence of somatoform disorders and medically unexplained symptoms in old age populations in comparison with younger age groups：A systematic review［J］. Ageing Research Reviews，2013，12（1）：151-156.

［8］Pan Y B，Yan J L，Lu W X，et al. Sub-Health Status Survey and Influential Factor Analysis in Chinese during Coronavirus Disease 2019 Pandemic［J］. Journal of Korean Academy of Nursing，2021，51（1）：5-14.

［9］高鹤，王梦莹，何雨飒，等.浙江省直机关公务员亚健康状况及影响因素分析［J］.中国卫生事业管理，2021，38（2）：151-154.

第三节 亚健康背后的"杀手"

一、小心你的小小"癖好"

亚健康状态往往是疾病的前兆，那么导致亚健康状态的原因是什么呢？下面给大家谈谈亚健康背后的"凶手"，看看你是否也中招了？

1. 吃不好

食物是维持健康的重要物质，人体所需的营养成分多来自

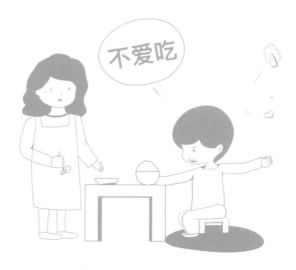

于我们的饮食。因此，对饮食有三种基本要求：搭配合理、按时按量、安全卫生。对某种性味的食物喜好，对酸、苦、甘、辛、咸中某一口味的食物过度偏爱或者厌食，偏爱寒凉或者温热的食物，均可能导致身体阴阳失调及某种营养元素的缺乏，进而演变为亚健康状态。食物摄入过多或过少均会引起亚健康状态。食物摄入过多，脾胃难以消化和吸收，这些未能消化的食物会生痰、生湿；食物摄入过少，会出现营养不良，影响人体发育。食用不卫生、腐烂变质的食物也容易引起亚健康状态。

2. 睡不香

睡眠是非常重要的生理需求，睡眠质量的好坏影响着人类生存状态的好坏。导致睡眠不佳的原因有枕头不合适、睡姿不佳、睡前不良习惯等。枕头过高或者过低均会影响睡眠。枕头过高会引起颈部不适，甚至出现落枕；枕头过低，会导致呼吸不畅。良好的睡眠姿势有助于我们快速入睡。例如，左侧卧位可能会引起心脏压力过大，所以右侧卧位就可以很好地规避此类隐患。睡前饮食过饱、激烈运动、喝茶、玩手机等不良行为均会影响我们的睡眠质量，从而诱发亚健康状态。

3. 情绪差

喜、怒、忧、思、悲、恐、惊是我们正常的七种生理性情绪，但是如果情绪过度，会引起气机失调，久之则会引发亚健康状态。过度欢喜会导致气的运行缓慢，使人处于精神不集中、精神涣散的状态；过度愤怒容易伤肝脏，气向上冲，甚至导致晕厥；过度忧思容易导致气的运行阻滞，使人精神萎靡、乏力；过度悲伤会导致气慢慢消退，可引起情绪低迷、精神不振的状态；过度恐惧可导致气向下冲，严重时会产生大小便失禁、心神慌乱的表现。由此可见这些不良的情绪状态均会引起不同的亚健康状态。

4. 少运动

适度运动有益于生命健康，而过度运动或者过于安逸均会导致亚健康状态。运动过多，疲乏无力、精神不足、做事情没有兴趣，甚至会引起肌肉和关节的损伤；运动过少会引起食欲下降、肌肉软弱无力、胸闷、腹部胀满等表现；长期缺乏运动会导致身体抵抗力下降，使患病风险升高。

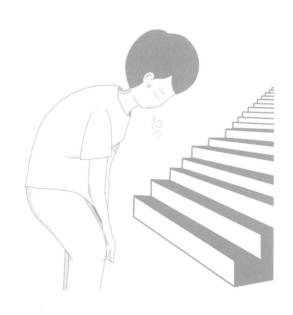

二、警惕这些无形的威胁

生活中往往隐藏着一些无形的威胁，这些所谓的小问题会引起亚健康状态。下面我们就来介绍生活中容易被忽视的各种问题。

1. 电子产品

随着手机和电脑等电子设备的普及，越来越多的人在生活中过度依赖这些设备。长期使用手机和电脑还可导致颈部疼痛不适等亚健康状态。过度沉迷电子产品带来的娱乐体验使人变得懒

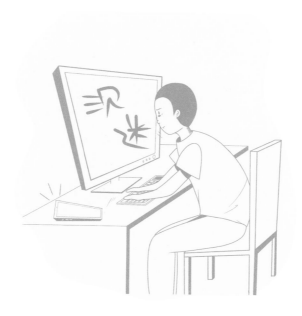

散、低迷，对生活无兴趣，可出现心理亚健康状态，更有甚者，会改变一个人的性格和社交行为，给家庭、社会造成困扰。

2. 环境污染

人类在自然环境中生存，身体的各种状态受到自然环境的影响，中医理论称之为"天人合一"的整体观。人类需要不断调整自身以适应自然界的各种环境变化。环境污染已经成为人类面对的重大危机之一。部分工厂释放的一氧化碳等有毒气体严重影响空气质量，排放的有害化学物质造成水的利用价值降低、水生生物灭绝，垃圾排放与日俱增严重威胁人类的生存空间，空气污染、垃圾污染、水污染，这些隐形"杀手"直接影响着人们的健康生活。

3. 生活压力

压力在生活中无处不在，每个人都可能面临着不同的压力。如果可以适时、正确地面对压力，其实可以将其转化为动力，而处置不当或放任其发展便会酝酿隐患。过于繁重的工作压力无法排遣，从小到大各种竞争和考试导致学习压力不断累积，过多的线上交流产生社交压力甚至害怕与陌生人面对面地交流……日渐增多的工作压力、学习压力、社会压力会让我们焦虑不安，处于亚健康状态。

参 考 文 献

［1］徐佩秋，李延晖，李雅维，等.中医药膳理论对高血压前期亚健康状态的干预效果研究［J/OL］.中国食物与营养，2021，8：1-4.

［2］王欢.分析中医食疗药膳对亚健康状态的影响［J］.医学食疗与健康，2021，19（1）：22-24.

［3］潘超然，周浩，王超.辨证论治在心理亚健康中的得失与改进思考［J］.四川中医，2021，39（7）：17-21.

［4］赵乐.亚健康产生原因及治疗方法［J］.智慧健康，2021，7（6）：153-155.

［5］蒋奎娄，陈贵全，王晓雯，等.八段锦功法干预慢性疲劳的研究现状［J］.按摩与康复医学，2021，12（3）：76-78.

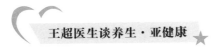

第四节　亚健康不容小觑

一、亚健康状态常见表现

　　亚健康状态是机体在无器质性病变情况下发生了一些功能性改变。WHO的一项全球性调查显示，真正健康的人仅占5%，患有疾病的人占20%，而75%的人处于亚健康状态。研究发现在校学生亚健康呈上升趋势，且年龄越来越小；教育工作者为亚健康高发人群，30~40岁为高发年龄段；企业管理者为亚健康最高发人群；

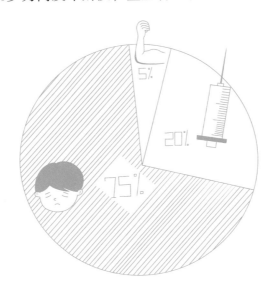

医护人员亦为亚健康高发人群。在21世纪中国国际亚健康学术成果研讨会上有专家指出：我国白领阶层是亚健康的主要人群，亚健康人群中70%是知识分子，而企业管理者中有85%以上的人处于亚健康状态。

亚健康状态的表现多种多样，根据临床表现常分为躯体亚健康、心理亚健康、社会交往亚健康三种常见状态，可单独出现，也可兼而有之。

（一）躯体亚健康

躯体亚健康是以持续、难以恢复的疲劳为主要特征，主要表现为皮肤干燥，口唇发干或口干多饮，常感到腰腿酸软、眼睛干涩、思睡嗜睡、晨不愿起、掉头发多、关节肌肉及身体其他部位疼痛、容易失眠、多梦等。根据躯体表现的差异又可分为以下四种亚型：

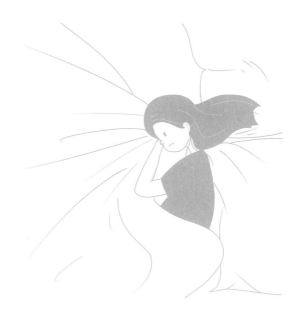

1. 疲劳型亚健康

以持续3个月以上的疲乏无力为主要表现。应排除如病毒性肝炎、糖尿病、肿瘤、重症抑郁等疾病导致的疲乏无力。

2. 睡眠失调型亚健康

以持续3个月以上的失眠为主要表现，包括入睡困难，或醒后难以入睡，或睡眠不实，多梦、易惊醒，或嗜睡，睡眠不解乏，或早晨起床时有明显不适感。应排除如重症抑郁、睡眠呼吸暂停综合征、发作性睡眠病等疾病导致的睡眠失调。

3. 疼痛型亚健康

以持续3个月以上的各种疼痛为主，表现为与心理情绪变化（如心理冲突强烈、心理压力过大、心理紧张或心理暗示）相关的慢性疼痛。其中以头痛较为常见，其他如腰背酸痛、肩颈部僵硬疼痛、关节痛、肌肉酸痛、咽喉痛等也较为常见。疼痛是临床上最常见的主诉之一，也是多种疾病的主要症状。应排除可能导致疼痛的各种疾病。

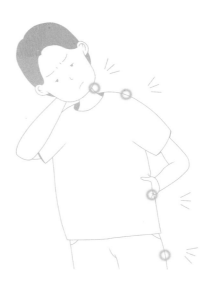

4. 其他症状型亚健康

除上述几种类型以外，躯体亚健康还可见多种躯体不适的表现，如长期容易感冒，其特征为抵抗力下降、反复感冒、易受感染、易出汗等；心肺功能低下，其特征为不明原因的胸闷气短、喜叹气、心悸、心律失常、血压不稳等；消化不良，其特征为食欲不振、腹胀、嗳气、腹泻、便秘等；内分泌代谢紊乱，其特征为性功能降低、月经紊乱、轻度高血脂、高血压、糖耐量异常等。

（二）心理亚健康

心理亚健康以焦虑不安、急躁易怒，或抑郁苦闷，或恐惧胆怯，或容易忘事（健忘）、注意力不能集中、反应迟钝等精神心理症状为主要表现。根据不同表现其又可分为以下四种亚型：

1. 焦虑性亚健康

以持续3个月以上的焦虑情绪为主要表现，并且不满足焦虑症的诊断标准。焦虑情绪是一种缺乏具体指向的心理紧张和不愉快的情绪，主要表现为精神焦虑不安、急躁易怒、恐慌，可伴有

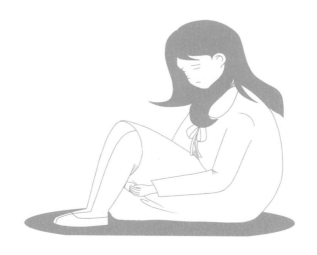

失眠、多梦及血压增高、心率增快、口干、多汗、肌肉紧张、手抖、尿频等自主神经症状，也可因这些躯体不适而产生疑病和忧郁情绪。

2. 抑郁性亚健康

以持续3个月以上的抑郁情绪为主要表现，并且不满足抑郁症的诊断标准。抑郁情绪是一种消极情绪，主要表现为情绪低落、郁郁寡欢、兴趣减低、悲观、冷漠，自我感觉很差和自责，还可以有失眠、食欲和性欲减低、记忆力下降、体重下降、兴趣丧失、缺乏活力等，有的甚至产生自杀念头。

3. 恐惧性亚健康

以持续3个月以上的恐惧情绪为主要表现，并且不满足恐惧症的诊断标准。主要表现为恐惧、胆怯等不良情绪，还可伴有妒忌、神经质、疑病、精神不振、记忆力减退、注意力不集中、失眠、健忘、反应迟钝、想象力贫乏、情绪易激动、遇小事容易生气、爱钻牛角尖、过于在乎别人对自己的评价等表现。

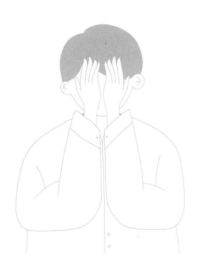

4. 记忆力下降性亚健康

以持续3个月以上的近期记忆力下降，或不能集中注意力做事情为主要表现，且排除器质性疾病或非器质性精神类疾病。

（三）社会交往亚健康

社会交往亚健康以社会适应能力下降（人际交往频率减低或人际关系紧张等）为主要特征。其表现为持续3个月以上不能较好地承担相应的社会角色，工作、学习困难，不能正常地处理好人际关系、家庭关系，难以进行正常的社会交往等。现代社会是信息开放的社会，观念不断更新，新事物层出不穷，这就要求人们具备良好的社会适应能力。按不同的年龄阶段不同的表现，可分为以下三个亚型：

1. 青少年社会交往型亚健康

因家庭教育方式不良及个人心理发育不良等因素导致社会适应困难，一旦离开家庭，独立生活能力差，难以适应新的生活环境，处理不好各种人际关系，从而阻碍了有益的信息交流，导致情绪压抑、烦恼苦闷。

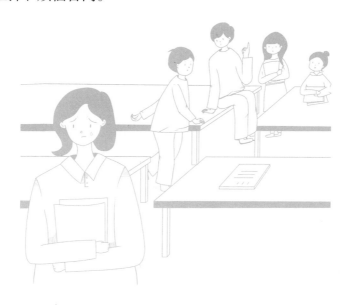

2. 成年人社会交往型亚健康

因为需要面对的问题较多，如工作环境变换、复杂的人际关系处理、建立家庭、养育子女、工作压力大、知识更新等，一旦不能适应这些问题，就会陷入不良情绪之中。

3. 老年人社会交往型亚健康

由于生理机能的减弱，退休后的生活状态、社会地位的改变，需要不断地调整行为方式以积极适应。

二、亚健康的最大危害

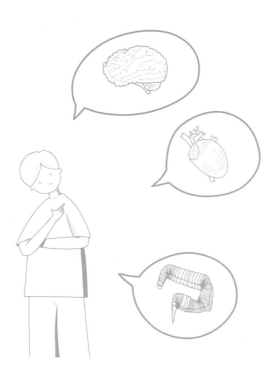

亚健康状态是处在健康与疾病之间的活动性中间状态，是机体的一种警报信号，具有向健康状态或向疾病状态双向转化的可能性。当机体处于亚健康状态时，可通过休息调整等方法恢复到健康状态，而一旦发展为亚临床状态，即出现了病理改变。总的来说亚健康从轻到重危害众多，会降低生活和工作质量，甚至诱发各种慢性疾病、精神心理疾患，严重的还可能缩短寿命。

1. 诱发各种慢性疾病

亚健康是大多数慢性非传染性疾病的病前状态，大多数恶性肿瘤、心脑血管疾病和糖尿病等均是从亚健康状态转变而来的。如果身体长期处于亚健康的状态，就容易出现一些不适症状，包括失眠、腰酸背痛、尿频等，而这些症状往往都是一些疾病的先兆症状，如果不能得到及时调整，就会诱发各种疾病，从而给身体健康造成更为严重的伤害。据相关统计分析，高脂血症是亚健康人群的头号杀手，脂肪肝列第二，高血压、前列腺疾患、肝功能异常、妇科疾患、冠心病、糖尿病、白内障、胆囊结石、防癌普查异常等都不同程度地威胁着亚健康人群。

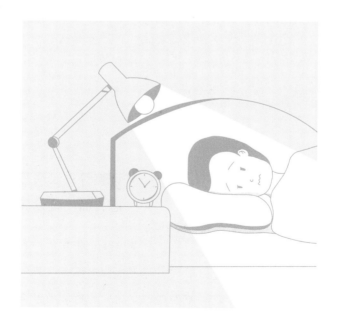

2. 引发精神心理疾患

心理亚健康极易导致精神心理疾患，甚至造成自杀和家庭伤害。当自身的情绪长期处于亚健康状态时，就会出现异常的现象，表现为情绪低落、焦躁不安、急躁易怒、悲观、冷漠、自我感觉很差和自责、恐惧胆怯等。如因自身需应对各方面的压力而出现心理亚健康，又因心理亚健康无法正确认识自己的问题而不得不承受更多的压力，如此恶性循环就会慢慢产生心理障碍，如导致抑郁症、强迫症、精神分裂症等心理疾病。

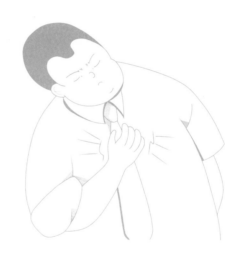

3. 加速衰老，减少寿命

严重亚健康可明显引起早衰，影响健康和寿命，甚至突发急症，造成英年早逝、早病和早残。亚健康其实是一些疾病的潜伏温床，当身体长期处于一种亚健康状态时，就会诱发各种疾病。如果这些疾病得不到及时的治疗，就会缩短寿命。有调查表明：

对40岁左右的人群死因分析显示，2/3的人死于心脑血管疾病，1/10死于恶性肿瘤，1/5死于肺部疾病、糖尿病等。有研究认为亚健康状态是自由基引发的过度氧化造成的轻微损伤表现，如不能及时清除自由基致损伤积累，完成由轻度到重度的演化，最终则会导致病变。

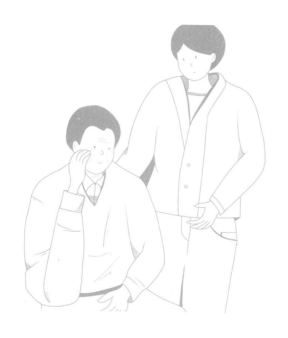

参 考 文 献

［1］王永成，许军. 1 712例心理亚健康状态人群的相关因素分析［J］. 重庆医学，2014，43（3）：314-316.

［2］朱红红，许家佗. 亚健康状态流行病学特征研究进展［J］. 辽宁中医药大学学报，2010，12（8）：52-54.

［3］黄鹂，胡晓娴，谢鸿康，等. 躯体亚健康流行病学调查及相关因素分析［J］. 广东医学，2013，34（7）：1112-1114.

［4］周雯，徐瑞妤，李艳，等.亚健康状态人群中心理亚健康类型的特征分析
　　　［J］.广东医学，2011，32（10）：1326-1330.

［5］玉井秀明.关于亚健康状态的躯体、心理和社会因素的调查研究［J］.天津
　　　中医药，2003，20（2）：69-71.

［6］马宁，刘民.亚健康状态的流行病学研究进展［J］.中国预防医学杂志，
　　　2012，13（7）：556-559.

［7］佚名.亚健康的危害［J］.理论导报，2009（8）.

［8］黎有文.亚健康的危害及预防干预［J］.内科，2007，2（4）：592-594.

［9］赵原.亚健康的成因、危害及预防［J］.柳州师专学报，2004，19（3）：113-
　　　115.

第五节 你亚健康了吗

评估亚健康状态的方式主要有以下几种：

1. 症状标准诊断法

症状标准诊断法即采用专家咨询法制定亚健康状态相关症状的诊断标准，由医生或研究人员依此标准进行判断。专家咨询法又称德尔斐（Delphi）法。实践证明，该法可以较好地揭示研究对象本身所固有的规律，并可据此对研究对象的未来发展做出概率估计。

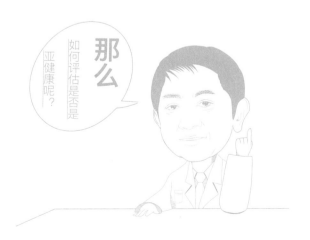

那么 如何评估是否是亚健康呢？

2. 量表评价法

其指根据事先设计的等级评价量表来对被评价者进行判断。量表测量的结果作为对具体事物的研究是可以被计算和评价的。亚健康状态人群表现出的症状以自觉不适为主，包括躯体症状和心理症状。人的精神、心理、情志等活动状态可以通过量表进行评估，在研究中能够成为客观的证据。因此，将量表评估法引入亚健康领域，把自觉症状按照一定规则进行量化测量，从得到的数据来判断严重程度，能够相对客观地反映主观感觉性指标，从而有效判断和测量亚健康状态。常用的量表有：心理社会应激评定量表（PSAS）、康奈尔医学指数（OMI）、焦虑自评量表（SAS）、抑郁自评量表（SDS）和SCL-90量表等。此外也有专家参考上述量表，结合课题需求自制亚健康状态量表，如下列"亚健康状态自评量表（SRSHS）"（表1-1）。

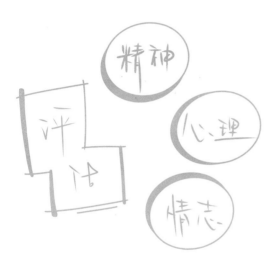

表1-1　亚健康状态自评量表（SRSHS）

项目	评份
1. 近来时常觉得打不起精神，对什么事情都没有兴趣	①没有；②偶尔；③经常；④大多数时间；⑤总是这样
2. 近来常有恐慌之感，似乎有灾难要发生	①没有；②偶尔；③经常；④大多数时间；⑤总是这样

续表

项目	评份
3．后背痛，肌肉酸痛加剧	①没有；②偶尔；③经常；④大多数时间；⑤总是这样
4．日子过得挺灰暗，常感到压抑	①没有；②偶尔；③经常；④大多数时间；⑤总是这样
5．心跳得厉害，呼吸也不顺畅	①没有；②偶尔；③经常；④大多数时间；⑤总是这样
6．工作、学习1小时后，就感到身体倦怠，头脑迟钝	①没有；②偶尔；③经常；④大多数时间；⑤总是这样
7．不想面对同学和老师，有逃避的愿望	①没有；②偶尔；③经常；④大多数时间；⑤总是这样
8．工作、学习感受不到乐趣和成就，完全成为一种负担	①没有；②偶尔；③经常；④大多数时间；⑤总是这样
9．睡眠质量差，且早上起床后仍感到头脑昏沉	①没有；②偶尔；③经常；④大多数时间；⑤总是这样
10．工作、学习效率下降，上司已表示了对自己的不满	①没有；②偶尔；③经常；④大多数时间；⑤总是这样
11．食欲减退，即使有符合自己胃口的饭菜，也不想吃	①没有；②偶尔；③经常；④大多数时间；⑤总是这样
12．常感到疲惫，渴望休息，通过休息也难以恢复	①没有；②偶尔；③经常；④大多数时间；⑤总是这样
13．体重明显减轻，早上起床后常是眼眶深陷	①没有；②偶尔；③经常；④大多数时间；⑤总是这样
14．熟悉的任务感到困难重重，不知什么地方有问题	①没有；②偶尔；③经常；④大多数时间；⑤总是这样
15．不再热衷于朋友的聚会，许多好朋友长时间不来往	①没有；②偶尔；③经常；④大多数时间；⑤总是这样
16．早上起床后，有持续的头发掉落，近期经常如此	①没有；②偶尔；③经常；④大多数时间；⑤总是这样

续表

项目	评份
17．感到火气很大，一脸愤愤不平的样子	①没有；②偶尔；③经常；④大多数时间；⑤总是这样
18．手脚总是冰凉的	①没有；②偶尔；③经常；④大多数时间；⑤总是这样
19．昨天想好的事，今天却怎么也想不起来了	①没有；②偶尔；③经常；④大多数时间；⑤总是这样
20．常怀疑自己的能力，不敢尝试新事物，对他人的成功，则是既羡慕又嫉妒	①没有；②偶尔；③经常；④大多数时间；⑤总是这样
21．社会发展得太快，感到无所适从，认为落后于时代	①没有；②偶尔；③经常；④大多数时间；⑤总是这样
22．性欲减退，暗自怀疑自己的性能力	①没有；②偶尔；③经常；④大多数时间；⑤总是这样
23．感到孤独，满腹的心事，却找不到倾诉对象	①没有；②偶尔；③经常；④大多数时间；⑤总是这样
24．感到自己挺可怜，希望得到别人的保护	①没有；②偶尔；③经常；④大多数时间；⑤总是这样
25．事情一多就感到心情烦乱，有应付不了的感觉	①没有；②偶尔；③经常；④大多数时间；⑤总是这样
26．配偶和孩子对自己不满意	①没有；②偶尔；③经常；④大多数时间；⑤总是这样
27．生活没有激情，很少遇到使自己开心的事	①没有；②偶尔；③经常；④大多数时间；⑤总是这样
28．容易感冒，流感一来，自己必患感冒	①没有；②偶尔；③经常；④大多数时间；⑤总是这样

续表

项目	评份
29. 对城市的污染、噪声等非常敏感，渴望清静	①没有；②偶尔；③经常；④大多数时间；⑤总是这样
30. 感到事情变得很糟糕，且看不到改善的征兆	①没有；②偶尔；③经常；④大多数时间；⑤总是这样
合计	＿＿＿＿＿＿＿分

量表评分说明：

A．30~39身心健康　　　　B．40~49偶尔亚健康状态

C．50~59经常亚健康状态　　D．60~69重度亚健康状态

E．>70疾病状态

表1-1包括30道题目，是由中国医疗保健国际交流促进会亚健康专业委员会编写，并被国际所通用的亚健康状态自评量表

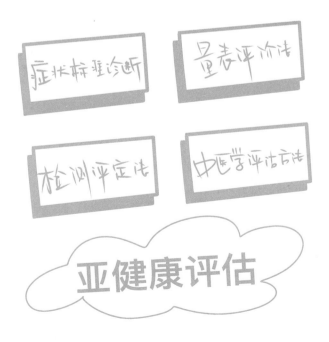

（SRSHS）。题目答案共分为五个等级（没有、偶尔、经常、大多数时间、总是这样），得分依次为1~5分，所得分数越高表明健康状态越差。

3. 检测评定法

利用设备、仪器和技术对亚健康状态进行检测和评估，常用的方法有脑像检查、心电图、24小时动态血压检测、精准免疫细胞功能检测等。

4. 中医学评估方法

由于亚健康状态是一种生理功能异常或衰退的状态，而非器质性病变，因此与中医的"未病"有很多相似之处。同时，这种状态常常可以从人神、色、形、态等方面表现出来，借助中医的"望、闻、问、切"可及时有效地对其进行诊断和评估。

此外还有统计学评估法、超倍生物显微镜系统检测、红外热像断层扫描、脉搏波速度测试等检测评估方法。

参 考 文 献

［1］赵歆，陈家旭，王利敏，等.亚健康状态常用评估方法［J］.中华中医药学刊，2011，29（4）：707-709.

［2］王素琴，孔繁增，王健，等.河北北方学院医科女大学生中亚健康状态的分布与表现形式［J］.河北北方学院学报：医学版，2006，23（3）：56-58.

［3］孙贵香，张冀东，刘朝圣，等.中医药干预亚健康的评估体系初探［J］.中医研究，2012，25（5）：3-6.

［4］魏建崇，曹彦.家用便携式动脉血管弹性检测系统的设计［J］.莆田学院学报，2019，26（5）：81-86.

第二章

02

教你远离亚健康

第一节 "天人合一"，健康容易

一、与自然同生，享天地精华

　　"天人合一"在《黄帝内经》中早有记载。《黄帝内经·灵枢·岁露论》曰："人与天地相参也，与日月相应也。"《灵枢·刺节真邪》曰："与天地相应，与四时相副，人参天地。"《素问·宝命全形论》曰："天地合气，命之曰人。"这些都说明了人与自然的统一性。《素问》又说："人以天地之气生，四时之法成。""人能应四时者，天地为之父母；知万物者，谓之天子。"明代张景岳也说过，"春应肝而养生，夏应心而养长，长夏应脾而变化，秋应肺而养收，冬应肾而养藏，故以四时之法成。"由此说明人体生理会随季节气候的规律性变化而出现相应的适应性调节。如人体的脉象可随四季

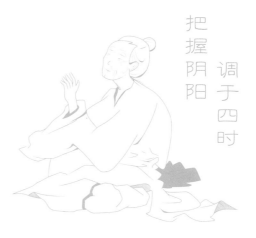

把握阴阳　调于四时

气候的变化而有相应的春弦、夏洪、秋毛、冬石的规律性变化；
又如天暑衣厚，则汗多而尿少；天寒衣薄，则尿多而汗少。由此
隐喻人应四时则益的养生思想。《素问·四气调神大论》则提出
人体起居养生的基本方法。其有云："春三月，此谓发陈。天地
俱生，万物以荣，夜卧早起，广步于庭，被发缓形，以使志生，
生而勿杀，予而勿夺，赏而勿罚，此春气之应，养生之道也；逆
之则伤肝，夏为寒变，奉长者少。……冬三月，此为闭藏。水冰
地坼，勿扰乎阳，早卧晚起，必待日光，使志若伏若匿，若有私
意，若已有得，去寒就温，无泄皮肤，使气亟夺。此冬气之应，
养藏之道也；逆之则伤肾，春为痿厥，奉生者少。"人的行为起
居、情志活动应适应自然界春、夏、秋、冬四时之气，与其生、
长、收、藏的规律一致；也就是说，我们应该顺应四季的变化来

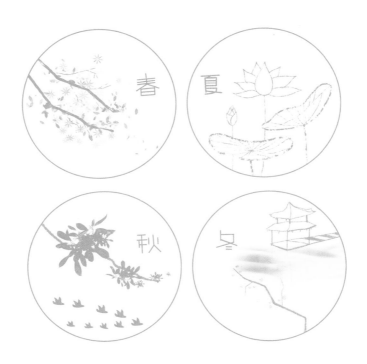

养生。四时的气候变化与我们的脏腑疾病相联系，具体的便是"春夏养阳，秋冬养阴"，比如我们熟悉的"三伏贴"和"三九贴"。人体若能调理而顺应之，则五脏之神志得安，诸疾不作。

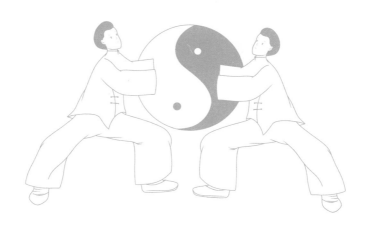

二、逆天而为痛悔迟

《素问·生气通天论》云："苍天之气，清净则志意治，顺之则阳气固，虽有贼邪，弗能害也，此因时之序。故圣人传精神，服天气而通神明。失之则内闭九窍，外壅肌肉，卫气散解，此谓自伤，气之削也。"在养生方面，古人更是时刻不

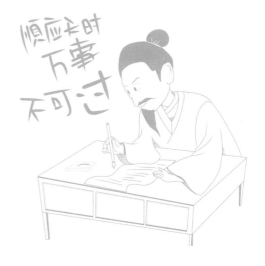

顺应天时
万事
天可过

忘教诲人们顺应天时，万事不可"过"，因为"春秋冬夏，四时阴阳，生病起于过用"。这就是说明疾病或是精力过用，或是情志过用，或是气血过用，总是人体正气过耗所致。正如《素问·上古天真论》所说："今时之人不然也，以酒为浆，以妄为常，醉以入房，以欲竭其精，以耗散其真，不知持满，不时御神，务快其心，逆于生乐，起居无节，故半百而衰也。"

有的年轻人生活没有规律，饮食、起居、劳逸不健康。如"以酒为浆"，把酒当作饮料来喝，甚至当作水一样来喝，嗜酒如命，这对人体就有害了。最常见的就是伤胃，引起胃炎、胃溃疡，甚至危及生命。"以妄为常"，说的是没有节制的、不正常的生活、劳动，不规律的作息成了一种习惯。有的年轻人熬夜玩游戏、追剧、看小说等，通宵达旦，长此以往，容易增加心脏病、脑卒中风险，导致记忆力下降，阿尔茨海默病的患病风险亦

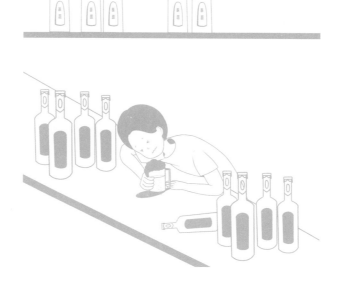

会增加，还会引起体重增加、免疫力降低、视力下降，甚至影响生育。"醉以入房"，意思是醉酒后入房，这是房事不节的行为。有报道指出，男性酗酒会使血液中的睾酮合成与分泌减少，且因此极大可能导致前列腺炎、阳痿、早泄及不育。酗酒者的精子在显微镜下可见到少精、死精、畸形精、精子活动力减弱等。女性酗酒会使体内激素水平紊乱，进而导致性欲减退、月经紊乱、更年期和绝经期提前等。孕妇嗜酒，其害不言而喻，如果在分娩前三个月酗酒，酒精会透过胎盘屏障对胎儿大脑产生直接的影响，造成早产、流产或死胎等。

沉湎于酒色财气，不知节制，不检点的行为就会把真精（天真）耗散掉。如此则平时注意力难以集中，自律性不强，自制力不够，不管应该不应该、合适不合适，只图一时之乐，生活完全没有规律。总之，与养生之法则背道而驰的人长此以往，其在四五十岁时，甚至更年轻时，就容易出现各种不适，更甚者生命戛然而止。为何上古之人能终其天年，长命百岁呢？是因为其知

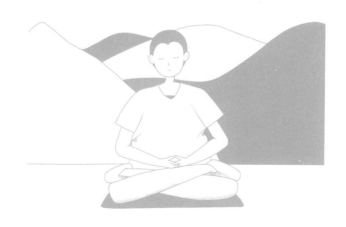

道顺应自然的规律，规律饮食，保证睡眠，适当运动，不过度地消耗自己。人们能做到"把握阴阳""调于四时"，能动地去适应自然，才会活得健康、高寿。

参 考 文 献

［1］闫敬来，翟春涛，杨继红，等.天人相应理论与四季阳气调摄［J］.山西中医药大学学报，2021，22（4）：235-237.

［2］郭静，鞠宝兆，王爱红.从《黄帝内经》"聚胃关肺"理论谈咳病方药筛选［J］.中华中医药学刊，2022，40（2）：163-166.

［3］宗文静，赵凯维，张玉辉，等.《黄帝内经》饮食养生理论研究［J］.中国中医基础医学杂志，2022，28（8）：1210-1212+1295.

［4］任应秋.任应秋讲《内经》［M］.北京：科学出版社，2013.

［5］潘龙康，钱屠萧萧，潘鹏康，等.《伤寒论》与《黄帝内经》六经之辨［J］.中国中医基础医学杂志，2021，27（7）：1056-1058.

第二节　有胃气则生，无胃气则死

一、"胃气"的含义

"胃气"一词最早出现于《黄帝内经》。《素问·玉机真脏论》曰："五脏者，皆禀气于胃，胃者，五脏之本也。"又曰："有胃气则生，无胃气则死。"由此指明五脏六腑都需要胃气才能发挥其正常的功能，从而保持人体阴阳平衡的健康状态。胃气直接关系到正气的强弱，影响人体的防病、抗病能力。因而中医临床诊治疾病，十分注意保护胃气，常把保胃气作为重要的治疗原则。

胃气有三种含义：一指脾胃对饮食水谷的消化功能，二为人体生气赖以充养的源泉，三乃四时脉象中的常气。在这里我们主要谈一谈第一种。

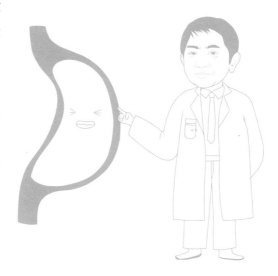

二、健脾胃，便得生

众所周知，脾胃是我们人体最重要的消化系统，人吃五谷杂粮，饮食水谷都需要脾胃来运化、腐熟和吸收。中医讲"脾胃为后天之本，气血生化之源""脾居中土以溉四傍""脾宜升则健，胃宜降则和"……作为交通之枢纽，脾主升清，运化水谷精微，布散五脏六腑，充养四肢百骸；胃主降浊，受纳食物并推动其向下运行，保证胃肠道通畅无阻。如此一升一降，气机调和，燥湿相济，阴阳相合，则百病无生。胃不能纳，脾不能运，消化吸收功能有障碍，则气血化生无源，形体消瘦，脏腑皆衰，正气不足，易感邪而生病。由此可见，脾胃功能好的人，往往健步如飞、精神抖擞、延年益寿，而脾胃功能弱的人，则易消化不良、

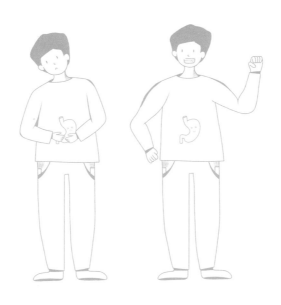

疲乏无力、未老先衰。因此，保护好我们的脾胃尤为重要，健脾胃则得生。

三、民以食为天，你会吃吗

谈到吃，中国人对其是最有讲究的。大家从耳熟能详的相声贯口《报菜名》就知道，我们的中餐那是五花八门，丰富多彩，上天下海、目之所及之物皆可作为食材，只有你想不到的，没有我们做不到的。随着人民生活水平的日益提高，交通运输的日益便利，我们的饮食结构也变得越来越多样化，"吃饱"对于我们来说已不成问题，但是"吃好"对个人来说却不一定真能做到，不得不说"吃"是一门大学问。

1. 营养均衡

《素问》云："五谷为养，五果为助，五畜为益，五菜为充，气味合而服之，以补精益气。"现代研究发现，人体至少需

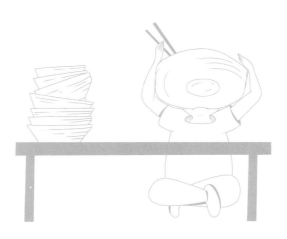

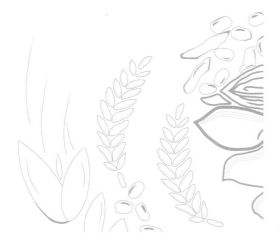

要包括蛋白质、碳水化合物、脂肪、维生素、矿物质、水及膳食纤维七大类营养素，合理搭配饮食，有利于人体获得充足的营养，维持正常的生理功能。目前大家关注度最高的就是如何吃得绿色健康，吃得多不如吃得精细。就食物对人体健康的正效应而言，相关研究显示摄入最少加工的全谷物，足量坚果、水果、蔬菜、豆类、鱼类等对人体健康具正效应。这主要是因为全谷物及果蔬含有丰富的维生素、矿物质、纤维素及其抗氧化成分，可预防乳腺癌、肺癌等，并促进消化，清除人体自由基；豆类、坚果、鱼类含有丰富的蛋白质，对人体生长发育、增强体质、预防心脑血管疾病有极好的功效。就食物对人体健康的负效应而言，相关研究显示摄入过量含糖饮料、加工红肉等与疾病风险增加相关。含糖饮料及加工红肉属于高钠、高热量食物。加工红肉中的反式脂肪酸及亚硝酸盐含量偏高，高卡及反式脂肪酸的摄入与肥胖、高血脂、高胆固醇等密切相关，高钠的摄入与高血压相关，高含量的亚硝酸盐也是致癌物。因此膳食结构多样，谷、肉、果、菜无所不备，减少高糖、高钠摄入，才是可以保证身体健康的合理饮食搭配。

2. 五味适度

随着饮食结构的改变，越来越多的人偏嗜辛辣或肥甘厚腻之品以满足口腹之欲。《素问·五藏生成》云："多食咸，则脉凝泣而变色；多食苦，则皮槁而毛拔；多食辛，则筋急而爪枯；多食酸，则肉胝（胝）而唇揭；多食甘，则骨痛而发落，此五味之所伤也。"《素问·生气通天论》亦云："味过于酸，肝气以津，脾气乃绝；味过于咸，大骨气劳，短肌，心气抑；味过于甘，心气喘满，色黑，肾气不衡。味过于苦，脾气不濡，胃气乃厚。味过于辛，筋脉沮弛，精神乃央。是故谨和五味，骨正筋柔，气血以流，腠理以密，如是则骨气以精，谨道如法，长有天命。"其意为味过于酸，容易使肝气旺，克制脾胃的功能（木克土），出现皮肉变厚变皱，口唇干裂；味过于苦，容易使心火旺，克制肺气（火克金），出现皮肤枯槁，毫毛脱落；味过于甘，使脾胃旺，克制肾气（土克水），出现骨骼酸痛，头发脱落；味过于

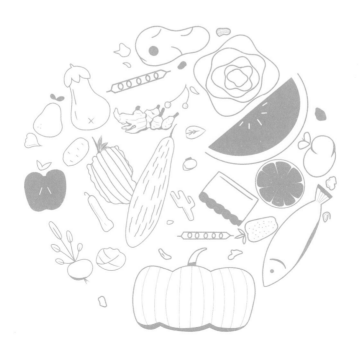

辛，使肺气旺，克制肝气（金克木），出现筋脉挛急，爪甲枯干；味过于咸，使肾气旺，克制心气（水克火），出现血脉不畅，面色无华。由此可知，长期过食某一偏味食物，均会对我们的身体造成严重的损害，所以需要谨慎地调和五味，重视五味的养生之道，以使骨骼强健，筋脉柔和，气血通畅，腠理致密，生生不息。

3. 冷热适中

《灵枢·师传》曰："食饮者，热无灼灼，寒无沧沧。寒温中适，故气将持，乃不致邪僻也。"饮食养生要求我们适寒温，不可过烫过凉，否则就会如《保生要录》中所述的："凡食太热则伤骨，太冷则伤筋。"适寒温也表现在顺应时令的寒温属性。《素问·六元正纪大论》云："用寒远寒，用凉远凉，用温远温，用热远热，食宜同法，有假者反常，反是者病，所谓时也。"《脾胃论》摄养亦云："或大热能食而渴，喜寒饮，当从

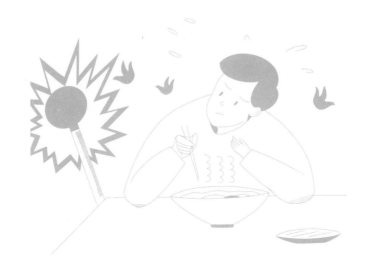

权以饮之，然不可耽嗜。如冬寒喜热物，亦依时暂食。"由此指出，在夏季可以适当地饮冷以消暑热，在冬季可暂予热食以助温暖。此外，体质与食物的偏性也要搭配起来，火热体质的人要少吃燥热的食物，如葱、姜、蒜、辣椒、酒、羊肉等，可适当进食凉性食物；而寒凉体质的人应该少吃西瓜、梨、柿子、海带、紫菜等寒性食物，可适当进食温热性食物。因此食物冷热作为调整体内阴阳平衡的手段对于养生保健有重要的意义。

4. 三餐定时

《灵枢·五味》云："谷不入，半日则气衰，一日则气少矣。"俗话说饭要定时吃，觉要定时睡，规律的三餐有益于身体的健康。时辰治疗学要求两餐之间间隔的时间要适宜，不能过长或过短，一般食物在胃内消化、吸收、排空的过程要4~6个小时，因此到了一定的时间要进食以补充能量，给身体充电。若两餐间隔时间过长，会让人感到神疲乏力、饥饿难耐；若两餐间隔时间过短，又会加重消化系统的负担，长脂增重；若间隔时间不规

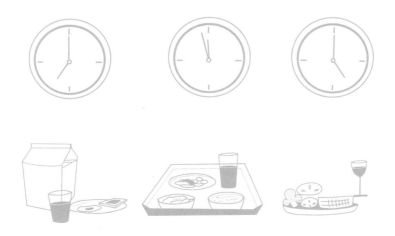

律，或长或短，容易引起胃酸分泌紊乱而损伤胃黏膜。因而我们应该按时按量吃饭，早餐在辰时左右（7:00—9:00），午餐在午时左右（11:00—13:00），晚餐在酉时左右（17:00—19:00），这样才能拥有一个强健的体魄，精力充沛地去学习和工作。

5. 饮食有节

《备急千金要方》食治中记载："不知食宜者，不足以存生也。"《素问》亦曰："谷肉果菜，食养尽之，无使过之，伤其正也。""饮食自倍，肠胃乃伤。""有节"指饮食要有节制和规律，不可狼吞虎咽、暴饮暴食，也不可挑三拣四、

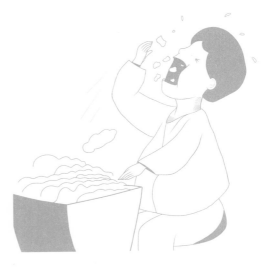

不吃不喝。随着人们生活水平的提高、物质资源的丰富，夜生活越来越多样化，啤酒、夜宵等成了现代人的生活常态，这样的习惯最容易损伤脾胃。饮酒过度助湿生热，油腻之物又最易生痰，不知节制则百病生，而懂得修身养性的人，一定不会饮食随性，而是知道什么时候该吃，什么时候不该吃，以此顾护脾胃。

四、调养脾胃小妙招

四季脾旺不受邪。《素问》上古天真论云："法于阴阳，

和于术数，食饮有节，起居有常，不妄作劳，故能形与神俱，而尽终其天年，度百岁乃去。"要想拥有一个强健的体魄，长命百岁，调理好脾胃是最重要的一步。下面给大家介绍几种调养脾胃的小妙招。

1. 健康饮食

营养均衡，规律进食，多吃大豆补蛋白，多吃蔬菜润肠道，优先选择白肉吃，搭配水果抗衰老，高盐食物勿过量。谨遵上法身体棒。

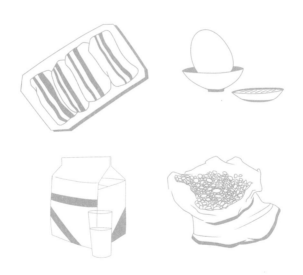

2. 调畅情志

肝属木，脾属土，肝气犯胃（木克土）会引起胃肠道不适，出现胃脘痛、呕吐、呃逆等。肝气不舒也会影响脾胃的正常运化功能，出现厌食等表现，所以要减少紧张、烦躁、抑郁等负面情绪，保持愉悦的好心情，微笑面对每一天。

3. 劳逸适度

根据子午流注十二经络时辰养生法，辰时（7:00—9:00）是足阳明胃经运行的时候，此时胃经最活跃，一定要吃早餐，这样才能精力充沛；子时（23:00—1:00）是胆经当令，这个时候最重要的是应该睡觉，"胆有多清，脑有多清"，第二天工作时才能拥有一个清醒的头脑。因而对吃饭和睡觉这两件"人生大事"，我们应该顺时而为，好好吃饭，不熬夜，保证规律的作息。

4. 加强运动

俗话说"饭后走一走，活到九十九"。作为全民健身推广的健步走是最容易接受的锻炼方式。同时，在休息时练练瑜伽、游游泳、跑跑步等都有利于强健体魄，提高免疫力；此外，传统功

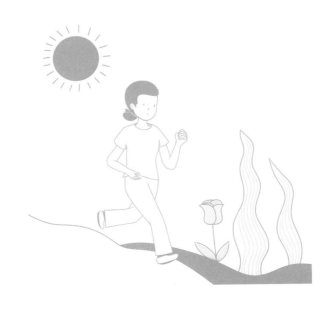

法运动可调身、调息以及调心，每天清晨练练太极拳、五禽戏或八段锦，可以舒展身心、疏通经络，促进全身气血流通。

5. 按摩导引

腹部被喻为"五脏六腑之宫城，阴阳气血之发源"，对于养生保健具有重要的作用，能通和上下，调理阴阳，强身健体。每晚入睡前或早晨醒后起床前，仰卧屈膝，先深呼吸，全身放松，再顺时针绕肚脐按揉50次，逆时针按揉50次，增强胃肠动力，促进食物的消化和吸收，排出糟粕。

6. 针灸、艾灸疗法

神阙是人体的长寿大穴，经常灸一灸可强壮补益，培补元气，健脾止泻。足三里也是人体的保健要穴。现代医学研究证实，针灸刺激足三里，可调整胃酸分泌，改善胃肠动力，增强消化酶活力，增进食欲，帮助消化。因此大家在家里可以多灸神阙和足三里穴。

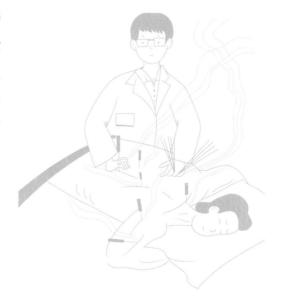

7. 药膳补益

药膳因其药物与食疗的共同作用深受大众喜爱。"寓医于食"，药借食力，食助药威，两者相辅相成，相得益彰，既有较高的营养价值，又可防病治病、保健强身、延年益寿。比如家喻户晓的八宝粥（粳米、糯米、黑米、赤豆、扁豆、红枣、花生、莲子、桂圆、枸杞、百合等），就是药食同补的代表，是扶脾开胃之佳品，具有健脾养胃、益气安神的作用。

8. 茶饮调理

茶饮具有养生保健的功效，可以长期饮用。红茶能有效提升胃肠消化功能，并且具有强心消肿的多种功能效用。绿茶中的茶多酚有着非常强大的杀菌功效，还可以降血压、抗氧化、降血糖；绿茶中含28种人体所需的游离氨基酸，对人体有着很好的保健作用。黑茶能改善气虚引起的食欲不振、腹胀等症状。单品茶再配合健脾养胃行气等功效的中药，如麦芽、黄芪、陈皮、山楂、甘草等一起冲饮，其效更佳。

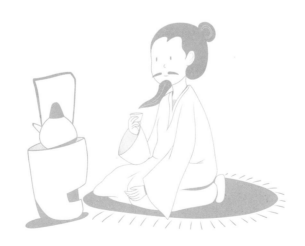

参 考 文 献

［1］冯悦.小议"有胃气则生，无胃气则死"［J］.光明中医，2012（12）：
　　26-27.

［2］许玲，龙训辉，陈健."有胃气则生，无胃气则死"浅析［J］.实用中医药
　　杂志，2012，28（9）：792-793.

［3］Gan Y，Tong X Y，Li L Q，et al. Consumption of fruit and vegetable and risk
　　of coronary heart disease：A meta-analysis of prospective cohort studies［J］.
　　International Journal of Cardiology，2015，183：129‑137.

［4］Aune D，Keum N N，Giovannucci E，et al. Whole Grain consumption and risk
　　of cardiovascular disease，cancer，and all cause and cause specific mortality：
　　systematic review and dose-response meta-analysis of prospective studies［J］.
　　British Medical Journal，2016，353：7-16.

［5］Clark M A，Springmann M，Hill J，et al. Multiple health and environmental
　　impacts of foods［J］.Proceedings Of The National Academy Of Sciences，
　　2019，116（46）：23357-23362.

［6］Maureen A M，Jennifer S H，Carol S，et al. Diet composition and risk of
　　overweight and obesity in women living in the southwestern united states［J］.
　　American Journal of Diet Association，2007，107（8）：1311-1321.

［7］马作峰.饮食冷热关乎健康［N］.中国中医药报，2010-11-01.

［8］潘春华.经常揉腹可养生［J］.家庭医学，2020（5）：49.

［9］丁妍怡，邱继文.足三里穴治疗功能性消化不良的疗效及机理探究［J］.当
　　代医学，2018，24（22）：184-186.

［10］王保小.中药药膳食疗在临床营养治疗中的应用［J］.世界最新医学信息
　　文摘，2018，18（56）：169-170.

［11］李占霞，赵杰荣.论红茶的保健医疗作用［J］.福建茶叶，2018，40
　　（7）：26.

［12］谭远钊.绿茶功能性成分提取及保健作用分析［J］.食品安全导刊，2018
　　（30）：74.

［13］荆志伟，赵永烈，吉萌萌.因人因时喝对茶 代茶饮之四季手册［J］.中医
　　健康养生，2017（11）：12-19.

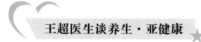
第三节　空口无用，健康靠动

养生功法有着悠久的历史及繁杂的种类，现在我们提到功法，大多想到的还是传统养生功法，而传统养生功法又分为外来养生功法（主要为印度瑜伽）及本土养生功法。

一、外来养生功法

外来养生功法主要指印度瑜伽。瑜伽，是印度六大哲学体系之一。从广义上讲瑜伽是哲学；从狭义上讲，瑜伽是一种精神

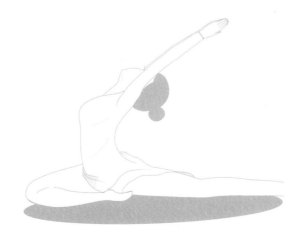

和肉体结合的运动。现在一般指练功方法，通过瑜伽姿势的拉、伸、挤、拧，帮助人们调理内脏、伸展筋骨、加强人体机能。印度瑜伽包含了体式、呼吸、冥想、放松、契合法和收束法、洁净法以及饮食、睡眠等方式方法。通过练习瑜伽，不仅可以提高身体的柔韧性，还能减脂及塑形，在缓解压力和改善心态方面也起到了一定的积极作用。

二、本土养生功法

本土养生功法可分为官方类、宗教类和民间类。

（一）官方类

官方类主要有：①国家体育总局健身气功管理中心推广的健身气功，如易筋经、五禽戏、六字诀、八段锦、大舞、马王堆导引术、十二段锦、导引养生功十二法、太极养生杖等；②河北省

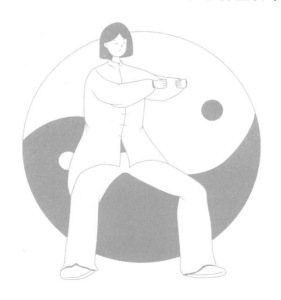

医疗气功医院的代表功法，如内养功和太极内功；③上海市气功研究所的放松功。

（二）宗教类

宗教类包括禅宗的代表功法禅定、因是子静坐法、禅武医，藏传佛教的代表功法藏密和道家的代表功法内丹术等。

（三）民间类

民间的功法包括五行掌、站桩功、回春功、真气运行法等。官方类养生功法流传历史长，普适性好，是大多数人都熟悉的类型，而其他类型的养生功法目前了解和接受的人不多，不多做叙述。

三、健身常识

（一）检测身体状况

BMI是英文body mass index的缩写，中文称为体重指数。有研究发现，BMI指数过高与多种疾病的发生、发展相关。加强体重管理，降低BMI，可有效降低高血压、高血糖及高血脂的发生率，预防超重、肥胖相关慢性疾病的发生。表2-1为身体质量指数（中国标准）。

表2-1　身体质量指数（中国标准）

身体状况	中国标准	相关疾病发生危险性	备注
偏瘦	≤18.5	低（过瘦会导致其他疾病风险升高）	要注意的是，BMI是一种较简陋的健康评估方式，适用于宏观研究，就个体而言不太适合，需要进一步测量体脂率。
正常	18.5–23.9	平均水平	
超重	≥24	增加	
偏胖	24–27.9	中度增加	
肥胖	≥28	严重增加	

（二）运动健身的益处

1. 提高学习能力

随着认知神经科学的发展，很多研究都证明运动可提高发育期群体的脑细胞活性，改善大脑结构，从而提高注意力、改善认知功能、缓解压力等，这些在提高学习能力方面都起到了积极作用。除此之外，运动在提高记忆能力，感知运动协调、动作预期和执行功能等高级认知功能方面都有显著效果。

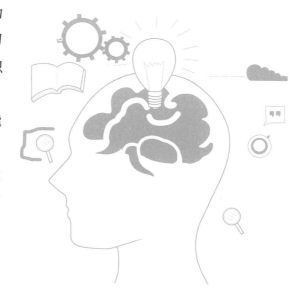

2. 增强体质

运动健身可以提高人对社会及自然的适应能力，从而达到预防疾病、延缓衰老的效果。缺乏运动的人，身体机能会随着年龄增长而逐步降低。有研究证明，运动干预可有效提高青少年的力量、速度、耐力、柔韧性、灵敏度等，达到增强青少年体质和促进健康的目的。

3. 远离亚健康

亚健康状态介于健康与疾病之间，可出现躯体、心理、社会协调性等方面的问题。亚健康人群通常没有器质性病变，但亚健康人群通常会出现精神不佳，易感冒、失眠、乏力等情况，体检也通常检查不出异常。研究表明，经常运动的人，体内内啡肽、内源性大麻素等水平会升高，这些物质对调节人的精神状态等都有积极的作用。

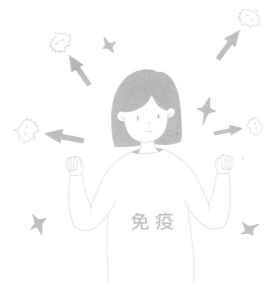

免疫

（三）运动健身误区

1. 不会把握间隔时间

随着生活节奏的加快，很多人平时都没有时间锻炼，所以每逢周末或长假，部分人会去健身房长时间甚至整天进行"报复式"训练，把平时没练的一次性补完。这种极端的做法不仅达不到锻炼效果，甚至还会伤害身体。也有很多人认为，健身须天天坚持，不能三天打鱼两天晒网。其实不然，充足的休息有利于肌肉的恢复及训练水平的提升。每周抽出三四天，每天花一个小时用于健身就足够了。重要的不是健身的量，而是健康的生活方式。

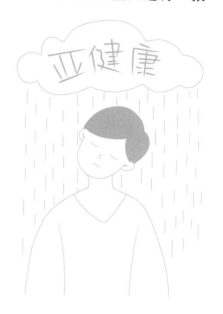

2. 不懂得训练前后放松

放松拉伸是运动前后不可缺少的部分，有效的拉伸不仅可以使人体进入训练状态，还能保护人体在运动过程中不会受伤。很多人运动的热身方式就是慢跑、压腿，这样热身并不充分，不能真正达到热身的效果。欲达到热身的效果，需要动态牵拉，并且在动态牵拉后，再针对训练的内容做适度的专项热身。

运动后的放松与运动前的热身一样重要。运动前的热身可以减少运动中的损伤。同样良好的肌肉放松可以减少运动疲劳，提

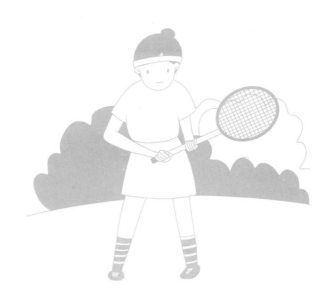

高运动者的训练效果，减轻肌肉酸痛感，减少乳酸堆积，调整内脏器官和心理的紧张状态。

完整的训练应包括三个部分：热身、正式训练以及结束后的拉伸放松。放松不仅能很好地缓解训练中紧张的肌群，有助于训练后的恢复，它还能让肌肉保持良好的弹性，提高身体的柔韧性。

（四）如何制订合适的健身计划

目前对于运动处方的研制一般以西医为基础，注重运动种类，练习的次数、频率和强度，注重吸氧量、心率、通气量、血乳酸等指标，但以中医学为基础的运动处方的研制较少。运动的好处虽然有很多，但在错误的时间或者错误的年龄段进行与之不相符合的运动，不仅起不到锻炼作用，甚至还会伤害身体。那么不同的年龄段适合哪些运动呢？见表2-2。

表2-2　不同年龄段适合的运动

年龄段	适合的运动
20岁左右	长时间的有氧运动及高强度的无氧运动，各种对抗性强的球类运动及器械锻炼等
30岁左右	强度稍大的运动（长跑、登山等）
40岁左右	强度适中的大众类运动（羽毛球、网球等）
50岁左右及以上	温和运动（太极、慢走等）

　　有氧运动是指人体在氧气充分供应的情况下进行的体育锻炼，如慢跑、骑行、游泳等；无氧运动是指运动时氧气摄取量非常低，由于速度过快及爆发力过猛，人体内的糖分来不及经过氧气分解供能，而不得不依靠无氧供能。体育运动提升大脑功能效益，需每天累积至少60分钟、每次持续20~30分钟、每周≥3天的中高强度身体活动。

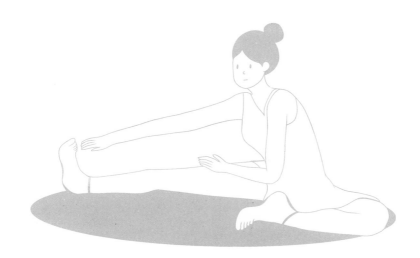

参 考 文 献

［1］尚宁宁，王海军，武琳娜，等.传统养生功法践行之路［J］.体育世界（学术版）.2019（3）：71+68.

［2］赵强.印度瑜伽在中国推广研究［D］.苏州：苏州大学，2008.

［3］熊芳，李纯芬，周焱琳，等.健康体检人群体质指数与血糖、血脂及血压的相关性分析［J］.中国医学前沿杂志（电子版），2015，7（4）.

［4］刘星亮，孟思进.运动干预对增强青少年体质与健康的效果［J］.武汉体育学院学报，2013，47（12）：56–59.

［5］徐平，王琦.体质与亚健康状态关系的研究现状［J］.河南中医，2017，37（12）:2233–2237.

［6］齐娇娇.运动后肌肉放松行为干预的重要性与方法［J］.陕西教育：高教版，2013，13（3）：59.

［7］周成林，金鑫虹.从脑科学诠释体育运动提升学习效益的理论与实践［J］.上海体育学院学报，2021，45（1）：20–28

第四节 拥有健康"心",保你永年轻

一、打开"心"世界——健康心灵的重要性

1946年召开的第三届国际心理卫生大会提出:"心理健康就是指在身体、智能及情感上,与他人心理健康不相矛盾的范围内,将个人心境发展成最佳的状态。"世界卫生组织的心理健康标准有四个方面:身体、智能、情绪均十分协调;适应环境,人际关系中能彼此谦让;有幸福感;在工作和职业中能充分发挥自

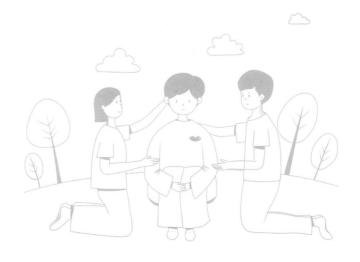

己的能力，过有效率的生活。

美国著名的人本主义心理学家马斯洛认为：充分发挥个人的天性，能实现自我的人就是心理健康者。他提出了心理健康的十条标准：①充分的安全感；②充分了解自己，并能对自己的能力作适当的估价；③生活的目标能切合实际；④与现实环境能保持接触；⑤能保持完整与和谐的人格；⑥具有从经验中学习的能力；⑦能保持良好的人际关系；⑧适度的情绪表达及控制；⑨在不违背团体要求的情况下，能做有限度的个性发挥；⑩在不违背社会规范的前提下能适当满足个人的基本需求。刘华山通过借鉴国内外学者的研究成果，归纳出六条心理健康标准：①对现实正确的认识；②自知、自尊与自我接纳；③有自我调控能力；④有与人建立亲密关系的能力；⑤能保持人格结构的稳定协调；⑥保持生活热情，有工作效率。

随着时代的发展，当代社会中罹患抑郁症、焦虑症、自闭症等精神障碍的人群日益增多，许多人往往是处于心理亚健康

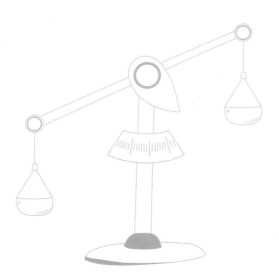

状态。所谓心理亚健康状态，不仅仅是指一种简单的负面消极态度，长期处于这样的状态，会导致身体或心理出现问题。源远流长、博大精深的中国文化对此也早有探究，我们的祖先早就窥探到机体内外环境的相对平衡与协调需

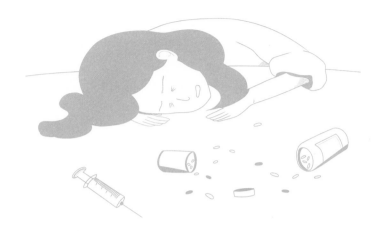

要通过"神"来实现，如《素问·至真要大论》曰："天地之大纪，人神之通应也。"中医用"五神"（神、魂、魄、意、志）、"五志"（怒、喜、思、忧、恐）等概念来概括人类的精神世界及活动，并将其与五脏相联系。情绪是组成人的一部分，激进或衰退的情感都对我们身体有不同程度的影响。

　　在科学技术高速发展的21世纪，现代医学结合先进的科技力量攻克了种种疑难疾病，人类不断见证了医学奇迹的发生。那问题来了，人们就真的变得前所未有的健康了吗？或者，我们真正的健康了吗？我们在赞叹科技以及医学前所未有的先进时，在这快捷、便利、高效运转的社会中，我们或许有幸拥有着健康的躯壳，但是焦虑、抑郁、恐惧等情绪或已深埋在心底，绷紧的神经似乎下一秒就会崩裂。因而，现在大家对健康的理解应不仅停留在医学层面上的生理疾病，而且更应该关注心理层面上的健康。古人常说的"天人相应""形神合一"，也是呼吁大家应重视身体与心理，强调躯体无病痛的同时，提醒大家不应长期压抑或者忽视心理的变化，要打开心灵的世界，维护心理的健康，维护心与身（即形与神）的协调与和谐。

二、保持愉悦的奥秘——心灵健康的方法

1. 自我暗示

在被负面情绪笼罩时，积极向上的自我暗示尤为重要。你要学会鼓励自己、认同自己、自己开导自己，如："没有过不去的坎，加油！""伤心过一天多浪费美好时光，快乐起来吧！""我可以的，我是个坚强的人！""世界还有很多美好的东西等着我去发现。"如此多次重复暗示自己，你会发现心理会轻松许多。

2. 离开不愉快的环境

在被负面情绪笼罩时，可以离开让自己不愉快的环境，比如去附近的公园或广场散步，去书店看书，或者来一次短途旅行，去看看不同的风景，尝试和不同的人交流，感受这个世界的五彩斑斓。试着短暂地离开令你不愉快的环境，这并不会耽误多少时间，给自己换个环境，也能让负面情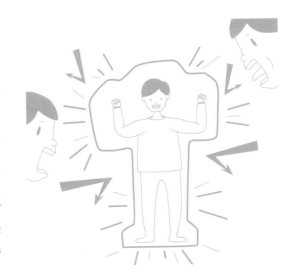

绪得以释放，能帮助你更积极地面对工作和学习。

3. 兴趣爱好

寻找和培养自己的兴趣爱好，同时也能认识更多志趣相投的伙伴。在没有事做时，负面的情感更容易产生，更容易思虑太多，也会在无形中放大自己的精神压力。因此在你感到迷惘的时候，有一件让你爱不释手、沉浸其中、乐意花时间去做的事情，会让你的心情感到愉悦。

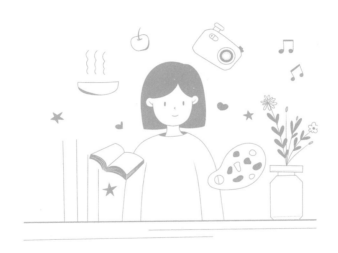

4. 多与家人、朋友联系

在被负面情绪笼罩时，你可能需要倾诉和鼓励，你需要家人或者朋友帮助，你或许渴望被关心、被关爱，所以多与你的家人、朋友联系吧，他们一定会支持和鼓励你。在繁忙之余，不要忘记与家人、朋友联系哦！

5. 运动

运动能放松心情，让人感觉精力充沛；运动能让身体肌肉得到舒展，使身体放松，同时让人产生心灵放松的感觉，还能帮助我们在夜晚更好地入眠，使我们身心都得到充分的休息。

李盛仙总结老年人应拥有"十心"，才能健康、年轻。"十心"即开心、童心、宽心、信心、善心、爱心、静心、恒心、进取心和清心。这无疑是对我们保持愉悦心情最好的总结。只要人人都做到以上"十心"，就能拥有"健康"心，保你永"年轻"。

参 考 文 献

［1］马斯洛.心理健康10条标准［J］.华南国防医学杂志，2011，25（5）：447.

［2］刘华山.心理健康概念与标准的再认识［J］.心理科学，2001，24（4）：480-481.

［3］李盛仙.拥有"十心"，健康年轻［J］.心理健康，2003，（4）：33.

［4］闵娟娟.浅谈新时代大学生恋爱心理问题及对策［J］.现代职业教育，2021（36）：162-163.

［5］王国诚.社会支持对自我和谐的影响：自尊与心理控制源的中介作用［J］.太原城市职业技术学院学报，2021（8）：158-162.

第五节　中医传家宝，谁用谁说好

中医文化源远流长，中医作为中华民族的宝贵财富，已经渗入日常生活的方方面面。针刺、艾灸、药膳、食疗、热敷、熏蒸、推拿、按摩、传统功法等，都是传统中医干预、调理的重要手段，通过中医调理，可以起到调气血、畅气机的作用。

一、吃得对，吃得好

中医历来有药食同源的说法。《素问·藏气法时论》指出，饮食之道应以"五谷为养，五果为助，五畜为益，五菜为充，气味合而服之，以补精益气。"《寿世青编》养脾说依据"安谷则昌，绝谷则亡"，提出："盖谷气入胃，洒陈六腑而气

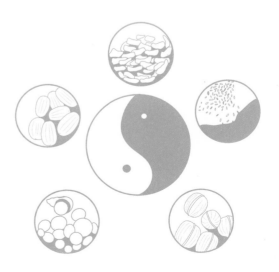

至和，调五脏而血生，而人资以为生者也。"《千金食治》曰："食能排邪而安脏腑，悦神爽志，以资气血，若能用食平，释情谴疾者，可谓良工。长年饵老之奇法，极养生之术也。"由此可见膳食调理的重要性。那究竟是不是吃得越好，如鸡鸭鱼肉、山珍海味吃得越多，越健康呢？答案当然是否定的。如何吃才能帮助我们摆脱亚健康状态，这可是一门学问。科学合理地吃得对才能真正地吃得好，吃出健康，享受人生之乐。

下面介绍几道膳食。

八宝饭

材料 ▶ 红枣15枚、豆沙馅30 g、糯米150 g、蜜饯25 g。

做法 ▶ 将糯米淘洗干净，放入清水中浸泡10小时左右。将红枣去核，洗净备用。随后，将一半糯米平铺在大碗底部，在糯米上码放全部红枣、蜜饯和豆沙馅，再将剩余的一半糯米盖在红枣、蜜饯和豆沙馅上。将大碗放入蒸锅中，用大火蒸约45分钟，待糯米熟透后即可出锅食用。

功效 ▶ 滋阴补气、健脾和中，适宜气阴两虚所导致的气短懒言、四肢乏力、潮热、盗汗等症，亦可用于日常补养身体、调理体质之用。

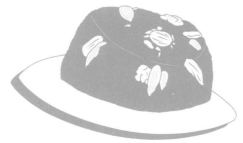

沙参百合润肺汤

材料 ▶ 北沙参15 g、百合30 g、无花果5个、猪瘦肉18 g、陈皮1片。

做法 ▶ 先将无花果洗干净，对半剖开；猪瘦肉洗干净后焯水；北沙参、陈皮、百合洗干净。将所有的材料一齐放进滚烫的水中，用中火煲约2小时，加少许盐调味后即可饮用。

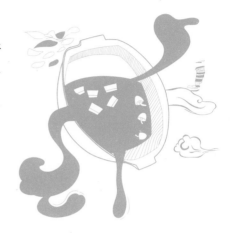

功效 ▶ 北沙参、百合和无花果都有养阴润肺、润燥清咽的作用，加上营养滋阴的猪瘦肉和行气健脾、燥湿化痰的陈皮，又可滋润喉咙，保护声带，通畅大便，预防痔疮。

炙百部红枣白鸽汤

材料 ▶ 炙百部12 g、红枣4个、乳鸽1只、生姜2片。

做法 ▶ 将炙百部、红枣洗净，红枣去核；乳鸽宰杀后洗净，去毛、爪、脏杂，置沸水中稍滚片刻，洗净；与生姜同放进瓦煲内，加入清水1 500毫

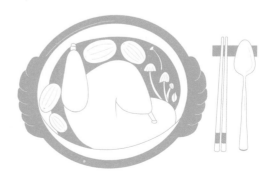

升（大约6碗量），武火煲沸后，改为文火煲2小时，调入适量食盐便可。此量可供1~2人食用。

功效 ▶ 炙百部性微温，味甘，温润肺气、化痰止咳，因而此汤有温润肺气、化痰止咳之功。须注意的是，痰热咳嗽者不宜饮用。

荠菜枯草汤

材料 ▶ 鲜荠菜50 g、夏枯草50 g。

做法 ▶ 鲜荠菜、夏枯草加水400毫升，煎15分钟，倒出药液，再如法熬一次，将两次药液混合，分2~3次服用。

功效 ▶ 荠菜作为春末夏初的时令蔬菜，与夏枯草同煎可以清热降压、降低血脂。

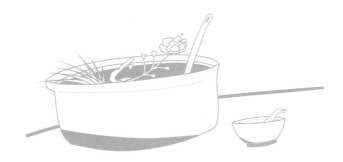

红小豆莲子粥

材料 ▶ 红小豆200 g、莲子10 g、冰糖适量、盐1/4匙。

做法 ▶ 将莲子、红小豆洗净后浸泡2~4小时，连泡豆水一起放入锅中。开锅后调至小火炖煮。依口味加入适量的盐可减少胀气，去除涩感，或加入适量冰糖。熬煮1小时左右，红小豆软烂即可。

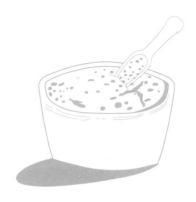

功效 ▶ 莲子有补脾止泻、益肾固精、养心安神等功效；红小豆能清心火、补心血。

冬瓜薏仁芡实鸭汤

材料 ▶ 鸭子1只，连皮冬瓜500 g，芡实50 g，薏苡仁30 g，麻油、葱、姜、料酒、盐、味精适量。

做法 ▶ 鸭子去皮洗净；芡实、薏苡仁放入鸭腹腔内；连皮冬瓜切小块。将以上材料一同放入砂锅，加入料酒、葱、姜、盐，用文火煮烂，出锅前加味精、淋麻油即可。

功效 ▶ 鸭肉滋阴养胃，利水消肿；冬瓜利水、清热、解暑，配薏苡仁、芡实，具有健脾补肾的作用。

二、做艾灸，活长久

传统中医学一直尊崇"不治已病治未病"。而艾灸具有独特的"治未病"功能，符合目前"早诊断、早发现、早治疗"的医疗理念。

艾灸也叫灸法、灸。《说文解字》解释其为"灼也"，是用火烧灼的意思。灸法是中医治疗和预防疾病的外治方法之一，是以艾叶为原料加工制作成艾绒，在不同穴位用不同的方法燃烧，直接或间接地施以适当温热刺激，通过经络的传导作用达到治病和保健目的的一种方法。灸法历史悠久，堪称是中医学中最古老的疗法之一。最早记载灸法的文献是《足臂十一脉灸经》和《阴阳十一脉灸经》。《灵枢·官针》中记载："针所不为，灸之所宜。"《医学入门》也提到："凡病药之不及，针之不到，必须灸之。"

传统艾灸疗法是用艾叶作为主要材料，在人体的腧穴或病变部位进行热灼和熏烤，用温热刺激经络穴位或病痛部位来激发人体经气的活动，以调整人体紊乱的生理生化功能，从而发挥保健功能。而现代艾灸疗法已有了较大的变化，主要是以非手工操作，在使用艾绒直接灸的基础上，与磁疗方法、计算机电子技术紧密结合在一起，以其不燃烧为特点，直接或间接作用于穴位，以达到治疗、保健的目的。现代艾灸疗法以多功能艾灸仪的发明问世为代表。由于多功能艾灸仪体现了中医的现代化及其显著疗效，于2009年被国家中医药管理局推荐为第一批中医诊疗设备。

经现代研究表明，艾灸疗法具有温经散寒、疏通经络、扶阳固脱、升阳举陷的作用，可以用于镇痛、改善体液循环、调整脏

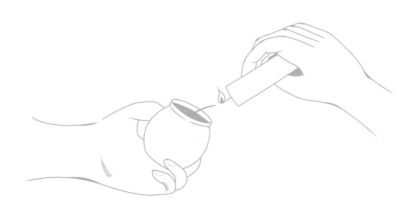

腑功能、调节机体代谢、延缓机体衰老等，在防病保健方面效果也突出。针刺和艾灸均有长处，而艾灸有自身的适用条件。艾灸可以作为针刺和医药的补充，在针药达不到效果的时候，利用艾灸可达到意想不到的作用。

　　艾灸最主要的材料是艾草，艾草为菊科蒿属植物，其分布遍及全国，有温经、祛湿、散寒、止血、消炎、平喘、镇咳、抗过敏等作用。历代医籍记载其为"止血要药"，又是妇科常用药之一，治虚寒性的妇科疾患尤佳，又治老年慢性支气管炎与哮喘，煮水洗浴时可防治产褥期母婴感染疾病，或制药枕头、药背心，防治老年慢性支气管炎或哮喘及虚寒胃痛等。此外，其全草可用于杀虫或薰烟房间消毒。其嫩芽及幼苗作蔬菜，有温经、祛湿、散寒、止血、消炎、平喘、镇咳、抗过敏等作用。艾叶通过晒干捣碎之后就得到了艾绒，再用其制艾条，供艾灸用。

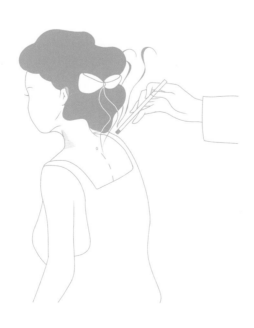

艾灸可以温通气血，驱散寒湿之气，治疗寒湿收引所引起的寒凝、气滞、血瘀之病症，通过其独特的温热效应以达到温通经脉、疏通气血的作用。艾草在燃烧时可以产生温热，燃烧无焰艾绒，其温度可高达90℃。单纯的温热照射达不到艾灸所产生的治疗作用，因为艾叶在燃烧过程不仅仅包括红外辐射，还包括艾叶燃烧过程中释放的大量活性物质。同时，艾灸可以调动机体的潜能，启动机体的内源性保护机制，由此提高机体内的抗病与应激能力，又不造成组织器官的损伤或功能代谢的紊乱。

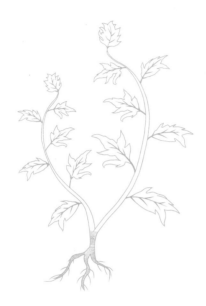

三、点一点，按一按，疼痛不适全消散

用手指在身上点一点、按一按，某些疾病就会不药而愈，这到底是什么神奇的原理？这是中医学中的指针疗法。指针疗法又称为点穴法，是从中华武术点穴功夫演变而来的一种经络腧穴治疗、保健方法。指针法通过术者徒手操作，以点、按、揉、掐、拍等手法直接施治于患者的腧穴、经络等部位，疏通经络、调理气血，以达到治疗疾病、防病保健的目的。由于经络具有内连五脏六腑、外络体表肢节的特殊联系规律，当脏腑、经络在致病因素作用下，机能活动低下或经气不通发生病变时，在其所属经络连接的体表部位，将会出现压痛点或反应点。临床上可以利用

这种异常反应点作为施治的穴位，通过对体表穴位按压刺激，借以经络之传导功能向着经络循行路线扩散，使气血运行通畅，改善机体的气机调节功能。指针疗法具有舒经活络、调和气血等作用，综合按摩手法中点、按、揉、掐等手法而成，简单易行，无不良反应，施于畏针之人，可免晕针之弊。其收效迅速，能使患者解除痛苦于须臾之间。

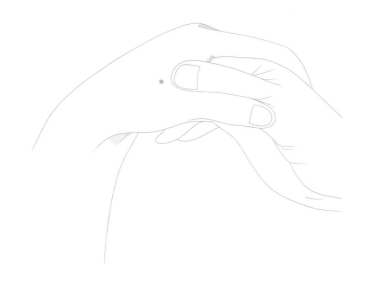

参 考 文 献

［1］高卓维，常少琼，金燕，等.陈瑞芳教授对亚健康人群中医调理的学术思想研究［J］.中医临床研究，2020，12（8）：131–132.

［2］孟胜喜，邓楚珺.春末夏初“养心”食疗方四款［N］.家庭医生报，2021–05–03（9）.

［3］原佩玉，郝重耀，张天生.艾灸效应的原理及功能的临床研究现状［J］.中国医药导报，2019，16（12）：31–34.

［4］聂韡，刘畅，单承莺. 艾草的本草考证及资源分布［J］. 中国野生植物资源，2019，38（4）：93-95+105.

［5］汪国华，张凌，张文惠. 清艾条燃烧特性的研究［J］. 中药材，2000（9）：569-570.

［6］沈雪勇，丁光宏，褚君浩，等. 传统艾灸与替代物灸和人体穴位红外辐射光谱比较［J］. 红外与毫米波学报，2003（2）：123-126.

［7］赵一鹏. 嗓音失润的指针疗法［J］. 山西中医，1986（1）：1.

第三章

03

健康小帖士

第一节　无疲劳，不疼痛，一身轻松

一、测一测，你能得几分

疲劳，其被定义为持久或过度劳累后造成的身体不适和工作效率减退的现象。现代社会生活压力增加，人们常常在日常工作中感到疲劳，影响工作效率。

看看下面的疲劳量表（表3-1），测一测你能得几分？

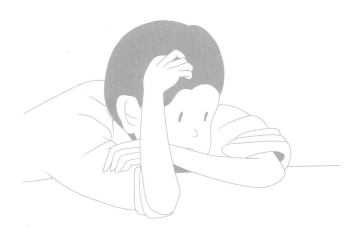

表3-1 多维疲劳量表

项目	完全不符合（0%）	有点符合（25%）	介于中间（50%）	比较符合（75%）	完全符合（100%）
1．我精神很好	5	4	3	2	1
2．我感觉我的体力使我只能做少量的工作	1	2	3	4	5
3．我感觉自己精力充沛	5	4	3	2	1
4．我想要做各种自己感觉好的事情	5	4	3	2	1
5．我觉得累	1	2	3	4	5
6．我认为一天中我做了很多事	5	4	3	2	1
7．我在做事时能够集中注意力	5	4	3	2	1
8．根据我的身体状况，我能承担很多工作	5	4	3	2	1
9．我害怕必须做事	1	2	3	4	5
10．我认为我一天中做的事情太少了	1	2	3	4	5
11．我能够很好地集中注意力	5	4	3	2	1
12．我休息得很好	5	4	3	2	1
13．我要集中注意力很费劲	1	2	3	4	5
14．我觉得自己的身体状况不好	1	2	3	4	5
15．我有很多想做的事情	5	4	3	2	1
16．我容易疲倦	1	2	3	4	5

续表

项目	完全不符合（0%）	有点符合（25%）	介于中间（50%）	比较符合（75%）	完全符合（100%）
17．我做的事很少	1	2	3	4	5
18．我不想做任何事	1	2	3	4	5
19．我很容易走神	1	2	3	4	5
20．我感觉身体状况非常好	5	4	3	2	1

疲劳表述的正向计分（项目2、5、9、10、13、14、16、17、18、19），疲劳表述的反向计分（项目1、3、4、6、7、8、11、12、15、20）。分数越高表示疲劳程度越高。

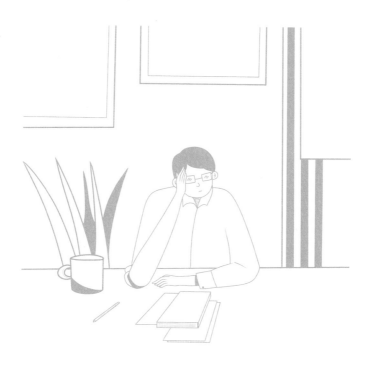

亚健康状态是指人体处于健康和疾病之间的一种状态，其临床表现复杂多样且缺乏特异性，可影响生理、心理、社会交往等多方面。亚健康状态主要集中于青年群体，尤以压力较大的脑力工作者为甚，造成该人群出现焦虑、失眠、神经衰弱等症状，严重影响生活质量。现针对亚健康的西医治疗手段主要以心理咨询、营养调控为主，可缓解一定症状。想要了解自己的亚健康状态吗？那就完成表3-2的测试吧！

表3-2　亚健康自评表

项目	得分
1. 早上起床觉得浑身疲倦，整天打哈欠	2分
2. 头发持续掉落	3分
3. 感到情绪有些抑郁，会对着窗外的天空发呆	5分
4. 昨天想好的某件事，今天怎么也记不起来了，且近些天来经常出现这种情况	10分
5. 厌倦运动甚至懒得爬楼，或者爬楼时出现绊脚、膝盖酸软、腿脚无力的现象	5分
6. 觉得肩颈部容易酸痛，或者手脚发胀、发麻、发凉，又或者经常腹胀、腹泻	5分
7. 手掌和腋下经常出汗，口干舌燥	5分
8. 每天工作一小时感到身体倦怠、胸闷气短	10分
9. 工作情绪始终无法高涨，无名的火气很大，感到没有精力工作	5分
10. 一日三餐进餐甚少。排除天气因素，即使对口味非常适合自己的菜，近来也经常如嚼干蜡	8分

续表

项目	得分
11. 盼望早早地逃离办公室，为的是能够回家，躺在床上休息片刻	5分
12. 对城市的污染、噪声非常敏感，比常人更渴望幽静的山水，想休息身心	5分
13. 不再像以前那样热衷于朋友聚会，有种强打精神、勉强应酬的感觉	5分
14. 晚上经常睡不着觉，即使睡着了，又老是在做梦的状态中，睡眠质量很糟糕	10分
15. 体重有明显的下降趋势，最近早上起来，发现眼眶深隐，下巴突出	10分
16. 感觉免疫力在下降，春秋流感一来，自己首当其冲，难逃"流"运	7分

如果你的分数低于30分，那么恭喜你，你的身体还是非常健康的，请继续保持；如果你累积总分超过30分，就表明健康已敲响警钟；如果累积总分超过50分，就需要坐下来，好好地反思你的生活状态，需要加强锻炼和营养搭配，注重情绪管理等；如果累积总分超过80分，赶紧去医院找医生，调整自己的心理，好好地休息。

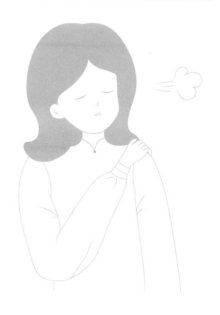

二、消除疲劳小妙招

身体太累了，就需要好好休息一下以缓解疲劳。那么，除了休息以外，还有哪些更好的消除疲劳的方法呢？接下来就为大家列举一些。

1. 腹式呼吸

腹式呼吸能有效调节身体的张力，使身体更加放松。

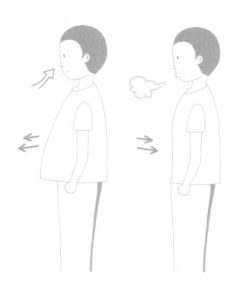

2. 按摩穴位

当你感到疲倦时，可以按摩一下有放松功效和的穴位。例如，按摩内关穴可以改善焦虑和忧郁，也可以放松身体。

3. 进食规律

吃饭的时间一定要是有规律的，规律的饮食可以保持身体正常的新陈代谢状态，缓解身体疲劳。

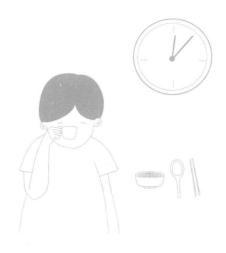

4. 多喝水

在日常生活中，我们都知道水是生命的源泉，人不能离开水，所以如果感到疲劳，最好的办法就是补充水分。

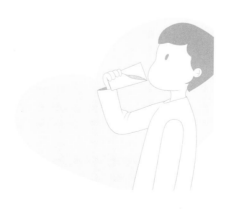

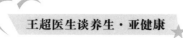
5. 养生药膳

柏子仁粥

材料 ▶ 粳米、柏子仁、蜂蜜适量。

做法 ▶ 把柏子仁洗净并打碎；将粳米洗净，连同柏子仁一起放入砂锅中，加入适量水，用武火煮开后转为文火，煮好后加入适量蜂蜜搅拌均匀后即可食用。

生脉凉茶

材料 ▶ 五味子、麦冬、党参适量。

做法 ▶ 党参切片烘干打碎，五味子捣碎，将两味与麦冬一起放锅中，加适量水，用大火煮开，过滤去除药渣即可饮用。

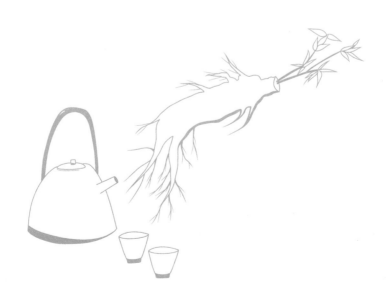

参 考 文 献

［1］苗雨，刘晓虹，刘伟志，等.多维疲劳量表中文版在军队基层医护人员中的初步修订［J］.中国心理卫生杂志，2008，22（9）：658-660+668.

［2］苗雨.多维疲劳量表中文版的修订及在军队基层医护人员中的应用研究［D］.上海：第二军医大学，2008.

［3］许军，薛允莲，刘贵浩，等.中国城镇居民亚健康评定量表的常模构建［J］.南方医科大学学报，2019，39（3）：271-278.

［4］王欢.分析中医食疗药膳对亚健康状态的影响［J］.医学食疗与健康，2021，19（1）：22-24.

［5］李洋，贾守梅，施忠英，等.多维疲劳量表在我国大陆地区抑郁症病人中的信效度检验［J］.循证护理，2020，6（12）：1296-1302.

第二节 吃不香，肚子胀，大便不爽，怎么办

一、我的肚子怎么了

对"脾胃"一词，老百姓耳熟能详，但了解脾胃作用的人却不多。身体中，脾就像个物流公司，主要负责运化，具体来说就是负责把消化吸收的营养物质运送到全身，并参与水液代谢，即中医所讲的"运化水谷精微""运化水湿"。胃就像个大粮仓，在中医里，被称为"太仓"，可容纳各种食物，它负责初步加工，磨碎食物、腐熟水谷。

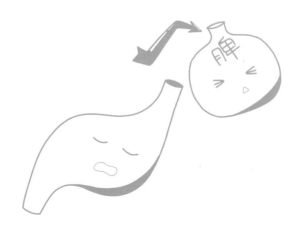

中医讲脾胃的关系就是脾主升，胃主降；脾主运，胃主纳；脾喜燥恶湿，胃喜润恶燥。脾气主升和运，也就是说脾气要往上走，当脾气该升不升，不能往上走的时候就会出现腹胀、拉肚子的表现。脾喜燥恶湿，就是说如果脾被湿困住了，脾就不能顺畅地发挥它的运化功能，多余的津液没有被代谢吸收，就会出现大便黏腻、口腻的表现。

中医讲胃主受纳和腐熟，胃为水谷之海。其实胃就像一个炉子，要有一定的"火力"，才能将摄入的食物变成人体可吸收的状态。"火力"弱的话，食物很难被吸收，或者吸收得很慢，影响消化及胃口。如果"火力"过旺，食物不仅不能转化成营养，反而会消耗人体的能量。因此，不大不小、温热的"火力"很关键，这被称为"胃气"。

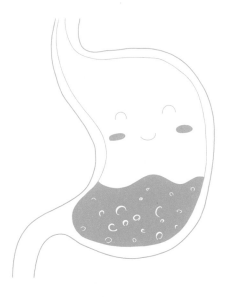

如胃气不降，食物不能下行，等不到及时消化，积压在体内就成了积食，严重时会出现厌食等症状。同时由于浊气在上而出现口臭、脘腹胀闷等症状。若胃气不降反而上逆，则出现恶心、呃逆、嗳气等症状。

脾和胃是天生的一对，脾气升，胃气才能降，有升有降，两者相互配合，彼此成全。如果说，脾之气因故不能升，则必然导致胃之气不能降。因此也有脾胃是人体气机升降枢纽的说法。《素问·阴阳应象大论》曰："清气在下，则生飧泄；浊气在上，则生䐜胀。"这就是对脾胃升降失常导致疾病的病理和临床表现的概括。

李中梓在《医宗必读》中说："一有此身，必资谷气，谷入于胃，洒陈于六腑而气至，和调于五脏而血生，而人资之以为生者也，故曰后天之本在脾。"故说脾胃是后天之本、气血生化之源。在中医看来，只有脾胃健康，脾胃的功能正常发挥，我们才能吃得香、睡得着、拉得好。现代社会，人们的生活方式和饮食方式发生巨大的改变，不少人饮食不节，如暴饮暴食致使食饮阻滞，或因工作、生活压力等常常情志不畅，使得气机郁结，又或者因嗜食肥甘厚味，使得痰湿内阻，气滞不畅，气机升降失常，进而出现常见的胃肠功能紊乱症状，如胃口不好、肚子胀、大便不爽、恶心、反酸等。

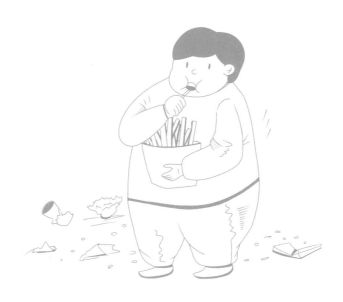

那么该如何判断自己是否脾胃虚弱呢？脾胃虚弱的人常见的有以下七种表现：

（1）食欲不振、脘腹胀满、完谷不化、大便稀溏、舌质淡等。

（2）腹部疼痛明显，喜温、喜按。

（3）恶心、呕吐。

（4）便血、月经量过多，以及身体其他部位出血。

（5）子宫脱垂等脾虚气陷的相关症状。

（6）口唇干燥、干裂等胃阴不足的相关表现。

（7）消谷善饥、大便干结等阴虚火旺的相关表现。

二、教你"吃"，教你"养"

预防脾胃病要靠养生，治疗脾胃病要配合养生，防止脾胃病复发还是离不开养生，即脾胃病的整个调治全程都离不开养生，离不开预防保养措施。

饮食与脾胃健康息息相关。一方面，脾胃好，人才有食欲；另一方面，吃得好、吃得对，脾胃才健康。如果吃的东西对脾胃无益，或者饥一顿、饱一顿，甚至长期节食都会对脾胃功能造成严重的伤害。

在日常饮食中，食用

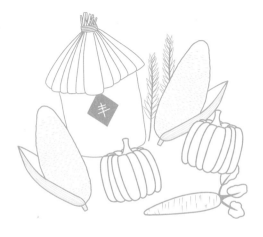

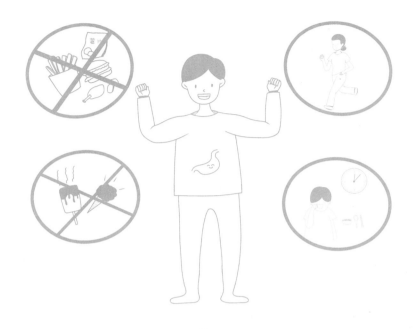

太油腻的食物，脾胃负担加重，脾胃则变虚弱。再有就是像冰激凌、冷饮或者从冰箱里刚刚拿出来的寒凉的食物，吃进胃里之后需要脾胃的阳气来对食物进行温暖、腐熟、运化。而这类食物的寒凉之气会伤到人体的阳气，尤其是现代人运动减少，工作压力大，消耗过多，阳气不足者居多，吃这些寒凉之物后容易引起腹痛、腹泻。不咨询医生，自己随便吃补品或者补药等也是造成脾胃受影响的原因。除此之外，脾胃最怕过饱，现在的人们吃饭都像是打仗，吃饭的速度很快，吃得也很多，吃的食物超出脾胃的工作量，对脾胃伤害很大。因而要想脾胃健康，就要少吃点，平时感觉自己吃到七八分饱的时候就停下筷子。其实这个时候吃的食物刚好在脾胃的承受范围之内，再吃的话，脾胃负担过重，消化不了就会出现消化不良、积食的表现。不良情绪如愤怒、紧张、忧愁或思虑过度等也会伤及脾胃。我们常说的"茶不思、饭不想"就是情绪影响食欲的表现。

因此，养成良好的生活、饮食习惯，保持愉悦的心情才是预防脾胃病的根本之策。三分治七分养，脾胃病尤其如此。所谓养脾胃就是不伤脾胃，不伤脾胃亦是最好的养脾胃。

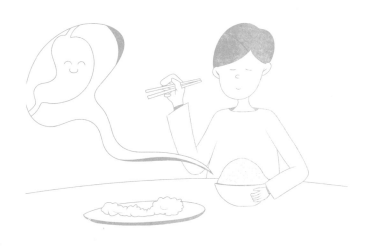

三、养生药膳、针灸、推拿、中药外敷健肠胃

1. 多食五谷

"脾胃者，仓廪之官，五味出焉。"古人将脾胃的受纳运化功能比作仓廪，可摄入食物，并输出水谷精微以化生气血，输布全身。人以水谷为本，胃主受纳水谷，故养脾胃最好的莫过于五谷。《黄帝内经》讲："五谷为养，五果为助，五畜为益，五菜为充。"意思就是谷物（主食）是人们赖以生存的根本，而水

果、蔬菜和肉类等都是作为辅助，发挥补益作用。但当下人们对五谷的重视却相当不够，且不说为了减肥不吃主食的大有人在，甚至很多聚会上，由于吃菜已吃饱了，主食常被取消。长期如此，对脾胃则是严重损伤。

2. 药膳补养

明代李时珍根据药食同源的理论，通过补养脾胃的药膳来达到养生的目的。他所著的《本草纲目》中，有关养生延寿、调补脾胃的药有70余种，如人参、白术、甘草、灵芝等。药膳在脾胃养生方面亦有重要的作用。明代龚廷贤认为健脾胃能培其本，因而创建了许多益寿延年方，如山药粥、阳春白雪糕、延寿丹、八仙长寿丸、白术膏等，所用药物多为山药、白茯苓、白术等。他尤喜用阳春白雪糕，曰："凡年老之人当以养元气，健脾胃为主，每日三餐不可缺此糕也，王道之品。"由此体现了药食结合的指导思想，使得脾胃和、元气固、虚损补、五脏安、百病消。

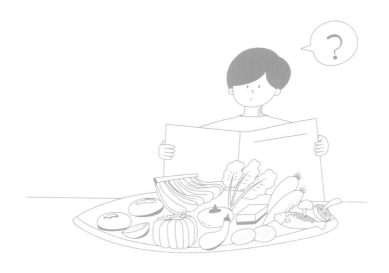

饮食调理上还可以多食粥类。粥类容易消化吸收，不伤脾胃，是很好的养胃佳品，能滋补强身。明代张锡纯十分推崇食补，擅用汤剂、粥剂、饼剂，谓其"特性甚和平，宜多服常服耳。"他喜以粥剂调摄，曰："借其稠黏留滞之力，可以略存胃腑，以待药力之施行。"因此，若常有疲倦乏力、少气懒言、饭后易困倦等脾虚表现的，可适当加用党参、黄芪等补益之品以补益中气；若常有大便黏腻、腹胀、排便不尽等脾湿表现的，可适当加用砂仁、山药、茯苓、陈皮等燥湿理气之品。

四、饭后缓行

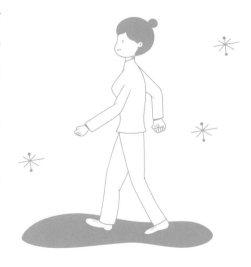

民间有俗语："饭后百步走，活到九十九。"《千金要方》中也说："食毕行走踟蹰则长生。"《摄生枕中方》中说："食止行数百步，大益人。"这些都是指饭后缓慢散步行走有利于消化吸收，可健身延年。饭后缓行保健，应注意行走的速度不宜过快，否则易伤脾胃。我国古代医书《寿世保元》中曰："食饱不得速步走马，登高涉险，恐气满而激，致伤脏腑。"

五、适当的体育锻炼

脾主四肢，适当的体育锻炼可养脾胃。《素问·太阴阳明论》载："四肢皆禀气于胃，而不得至经，必因于脾，乃得禀也。"说明脾胃之气将水谷精微输送至四肢，才能发挥四肢正常的生理活动。药王孙思邈认为"养生之道，常欲小劳，但莫大疲"，小劳就是适当劳作。

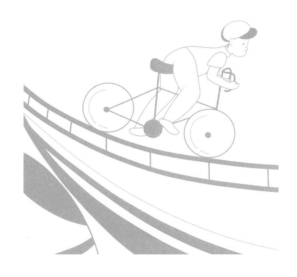

六、腹部按摩

饭后用手按摩腹部是食后保养的重要方法之一，可边散步边进行。此法可以促进肠胃蠕动，有帮助消化的作用，长期坚持可以强健脾胃，养生保健。《寿世保元》中说："食后常以手摩腹数百遍，仰面呵气数百口，趔趄缓行数百步，谓之消化。"意即饭后缓行，并以手按摩腹部有助于食物的消化吸收，可以增进人体健康。

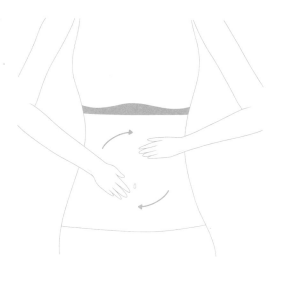

按摩方法：以肚脐为中心，左右手掌交互，以顺时针方向和逆时针方向各按摩数十次至百次，用力大小以按摩后胃肠感觉舒适为度。

七、揉按足三里

民间有"常按足三里，胜吃老母鸡"的说法。足三里是中医界公认的健脾胃、养生保健、排毒养颜的第一大穴，无论老弱妇孺都可以揉按。足三里穴位于髌骨下缘3寸[①]，胫骨前嵴外一横指（拇指指关节横度），是足阳明胃经的主要穴位之一，有"肚腹收于三里"之说。时常揉按它，通过穴位的刺激，有燥化脾湿、生发胃气的功效。按摩足三里穴有调节机体免疫力、增强抗病能力、调理脾胃、补中益气、通经活络、疏风化湿、扶正祛邪的作用，能治疗消化系统的常见疾病。

按压法：用大拇指或中指按压足三里穴一次，每次按压5～10

①　此处指同身寸，3寸约为自身四横指（从食指到小指）的距离，后文同。

分钟，每天按压数次。注意，每次按压要使足三里有针刺一样的酸胀、发热之感觉。此法可防病健身，抗衰延年。

指揉法：用拇指指腹稍用力点揉足三里，以感觉酸胀为宜。此法可补益气血，暖宫调经，止痛。

点压法：先点按足三里，再使拇指尖端与腧穴处皮肤呈45°角，向上方按摩，由轻到重，逐渐加压，持续按摩2～3分钟。此法可缓解胃痛。因为小腿部皮肤较厚，按摩足三里的力量可以适当大些，但用力时不可以憋气。

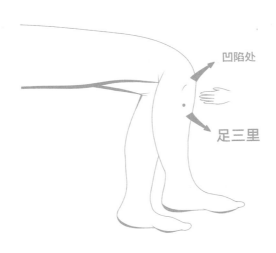

凹陷处

足三里

八、艾灸调脾胃

艾草属阳，其燃烧时产生的热量借助灸火的温和热力作用，通过经络的传导，起到补肾固元、防寒的作用。脾胃虚寒、脾气亏虚的可以时常进行艾灸养生保健。明代中医学家张景岳认为，胃脘痛以虚寒证为多，治疗宜温通调补。怎么知道自己是不

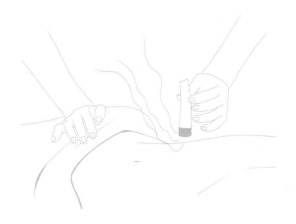

是脾胃虚寒呢？平时胃痛隐隐，劳累、食冷或受凉后疼痛发作或加重，特别容易腹泻不止、胃口不好、口淡不想喝水的，多为脾胃虚寒之人。有些人经常感到肠胃不好，平时很怕冷，不敢吃凉食。其实看过中医后很多患者都属于脾胃虚寒，可以通过艾灸进行身体调理，达到驱寒暖胃的效果。那么，脾胃虚寒如何艾灸呢？下面为大家讲讲身体的几个穴位，常艾灸这些穴位可帮助你改善肠胃虚寒的症状。

1. 足三里穴

足三里穴是个强身健体的万能穴、长寿穴。古今许多医家都对此穴推崇备至，因此流传着"若想胃里安，三里常不干"的说法。这个"常不干"，指的是用艾灸条熏灼穴位，使该处的皮肤起水疱，又称其为"灸花""灸疮"，"常不干"由此而来。有关研究发现，艾灸足三里穴，

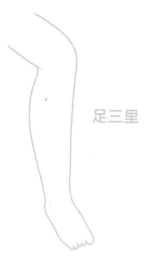

足三里

可以改善胃的蠕动和供血状况，刺激消化液的分泌，从而增强消化能力。足三里属胃经，是专用于治疗脾胃疾病的穴位。对此穴位进行艾灸，不仅可以调和胃寒之症，还能够调和气血，减缓衰老，具有美容养颜的作用。

2. 中脘穴

该穴属任脉，为足阳明胃经的募穴，八会穴之一（腑会中脘），也是任脉、手少阳、手太阳、足阳明经之交会穴。常言说"得胃气者生"，中脘就是调理胃气的要穴。中脘穴处于胃的中部，具有温中健脾、行气止痛的功效，能够健运脾胃、通调六腑，帮助脾胃清利水湿、顺气降浊，多用于治疗胃寒。

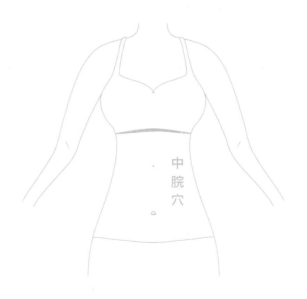

中脘穴

3. 关元穴

关元穴是任脉上的穴位，位于下腹部前正中线上，当脐中下

3寸。与足三里穴一样，关元穴也是自古以来的养生要穴。《扁鹊心书》记载，灸关元穴能治诸虚百损，四肢厥冷，六脉微细，真阳欲脱而生发的许多疑难杂症，如大小便失禁、便秘、便溏、尿频、遗尿、癃闭、便血、尿血、遗精、阳痿、闭经、不孕、水肿腹痛、虚劳咳嗽等。

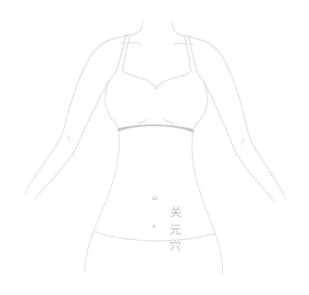

关元穴

参 考 文 献

［1］杨晓娟.调理脾胃赶走"大肚腩"［N］.中国家庭报，2021-04-29（011）.

［2］张北华，张泰，王凤云，等.脾胃病治疗中的"调中复衡"理论［J］.中医杂志，2021，62（9）：737-742.

［3］巩国峰.《伤寒论》三阳病"保胃气"思想探析［J］.广西中医药，2021，44（2）：35-37.

［4］李海英.漫话养脾胃［N］.中国中医药报，2012-12-12（06）.

［5］蒋青辉.中医调理脾胃，你了解吗［N］.大众健康报，2021-03-04（024）.

［6］黄学宽.马有度防治养结合论治脾胃病经验［J］.实用中医药杂志，2019，35（12）：1543-1544.

［7］何倩，葛倩，唐林，等.浅析明清时期从脾胃养生的思想［J］.2016，33（4）.213-214.

第三节　每夜都有好睡眠

一、睡眠小知识

1. 什么是睡眠

中医学认为，睡眠是阴阳交错的结果。《灵枢·口问篇》曰："阳气尽，阴气盛，则目瞑，阴气尽而阳气盛，则寤矣。"意思是卫气行尽阳分而入阴分时人就要睡眠，行尽阴分而入阳分人就从睡梦中醒寤。结合昼夜阴阳交替即为黑夜到来，阳衰阴盛，人们需要休息，从而进入睡眠阶段；待到黎明时，阴气衰，阳气开始旺盛，于是觉醒。这就说明了人体阴阳之气也随昼夜而消长变化，于是就有了寤和寐的交替。寤属阳，为阳气所主；寐属阴，为阴气所主。古人云"日出

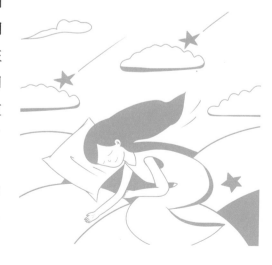

而作，日入而息"，即是人类适应大自然阴阳交替而自然产生的一种生活规律。从现代生理科学分析，则是大脑皮质兴奋与抑制的转化过程，是全身功能活动活跃与抑制的转化过程。大脑皮质和全身功能活动的抑制防止了兴奋和活跃过度而导致的衰竭。

2. 睡多久

每个人的睡眠时间是有个体差异的。除此之外，同一个体在不同年龄阶段、不同健康状况、不同气候等因素下，睡眠时间也有所不同。

新生儿平均每天睡16个小时；婴儿睡眠时间逐渐缩短，2岁时睡9~12个小时。成年人每天的睡眠时间因人而异，通常为6~9个小时，一般认为7.5个小时比较合适。可是老年人的睡眠经常少于6个小时。日常生活中，睡眠时间一般应维持7~8个小时，视个体差异而定。如果入睡快而睡眠深，一般无梦或少梦，睡上6个小时就可完全恢复精力，当然未有不可。而入睡慢而浅，睡眠多、常多梦者，即使睡上10个小时，精神仍难清爽，应通过多种治疗以获得有效睡眠。单纯延长睡眠时间对身体无益。至于睡眠与觉醒的

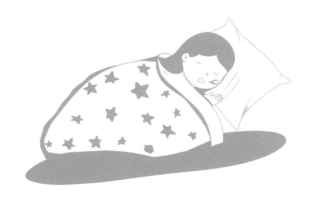

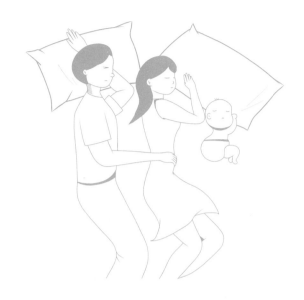

周期更替，新生儿每天睡5~6次，婴儿逐渐减少，学龄儿童每天睡1~2次。有些老年人则又恢复每天睡几次的习惯。

3. 睡眠好与不好

在人的一生中，大约有1/3的时间用于睡眠，这对于珍惜时间的人来讲似乎是时间的浪费，其实不然，如果没有充足的睡眠，则可使人的寿命明显缩短。现代科学研究证实，人在睡眠中身体内一切生理活动均会减慢，处于恢复和重新积累能量的过程。如果长时间不睡觉或失眠，轻者可造成神经系统功能紊乱，使机体免疫功能下降，重者可导致衰亡。

睡眠有利于保护大脑，提升脑力，同时可以保护人的心理健康与维护人的正常心理活动。睡眠充足者精力充沛，思维敏捷，办事效率高，这是由于大脑在睡眠状态下耗氧量大大减少，有利于脑细胞能量贮存。睡眠不足者常表现为烦躁、激动或精神萎

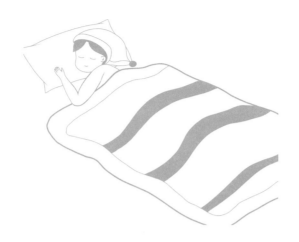

靡、注意力不集中、记忆力减退等，长此以往则可能导致幻觉。

睡眠能增强机体产生抗体的能力，从而增强机体的抵抗力。同时，睡眠还可以使各组织器官自我康复加快。正常情况下，机体能对侵入的各种抗原物质产生抗体，并通过免疫反应将其清除，保护人体健康。现代医学常把睡眠作为一种治疗手段，以帮助患者度过最痛苦的时期，利于疾病的康复。

人在睡眠中，皮肤毛细血管循环增多，分泌和清除过程加强，加快了皮肤的再生，因此睡眠也有益于美容，这就是美容觉。

二、助眠小秘诀

（一）养成良好的生活习惯

1. 晚餐七分饱

中医讲"胃不和则卧不安"。因为晚上人要休息，脾胃也需要休息，晚餐吃得过饱会加重脾胃的负担，扰动脾胃的阳气，从而影响睡眠。因此，晚餐宜吃七八分饱，并且尽量清淡，以顾护脾胃清阳之气。

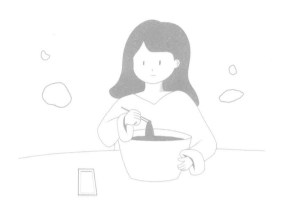

2. 不剧烈运动

睡前不宜剧烈运动而扰动阳气，包括睡前看电视、说话聊天等扰动心阳的活动。电视、音响等电器本身的辐射会干扰人体的自主神经。因此，睡前30分钟不宜做剧烈运动、兴奋地聊天等。

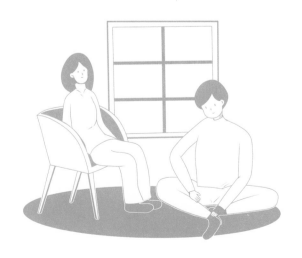

3. 不思虑过多

脾主思，多思伤脾，且多思易扰动心神。思为动，为阳，静为眠，为阴。因此，睡前宜静养心神，做到"先睡心后睡眼"，助阳入阴以利于睡眠。

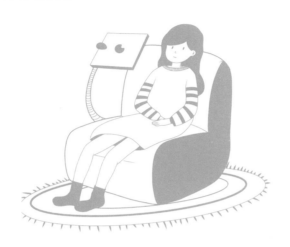

4. 睡觉别太晚

23:00后气血流注胆经，阳气开始生发，人容易精神而睡不着，且极易耗散肝胆之气，引动外邪侵入体内。因此，睡觉最好在23:00前。

（二）日常助眠方法

1. 睡前做好准备工作

入眠前有条件时最好温水淋浴、盆浴或洗脚。睡前视身体状况最好泡

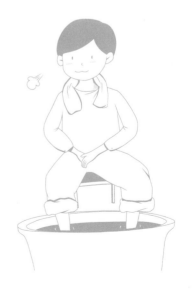

热水澡15~20分钟，水温38~40℃，闭上眼睛，静静躺着；淋浴也能达到类似效果。

2. 深呼吸催眠法

　　面朝天平躺在床上，两手平放在身体两侧，闭上眼睛，然后开始做深呼吸，同时慢慢举起双臂过头部，紧贴双耳，反复10次，这样能消除紧张工作一天后的疲劳，并使身体逐渐放松，用不了太长的时间就能安然入眠。

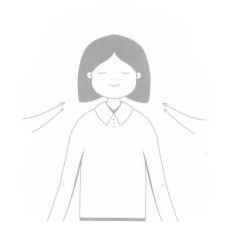

3. 自我联想

　　准备睡觉，躺下就不要胡思乱想了，闭上眼睛，想象在浩瀚无垠的宇宙只有无数闪亮的星星，你看着这些星星感觉很美，或者想象在静美的乡村，夜深人静，月光洒在池塘里，风景如画……慢慢地，不知不觉就睡着了。

4. 食物助眠

睡觉前可以喝一杯热牛奶，不要在睡前喝咖啡、绿茶这类会让大脑兴奋的饮料。晚餐可以摄入一些有助于睡眠的食物。

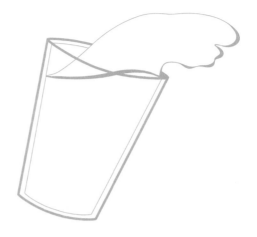

5. 抱个抱枕

还有些人是因为严重缺乏安全感导致很难入睡，睡觉的时候喜欢整个人都躲进被窝，或者用其他的方法隐藏自己，对于这样的情况，可以试试抱个抱枕或者毛绒玩具之类的东西。长时间开夜灯会影响睡眠。

6. 看自己感觉枯燥的书或电影

躺在床上实在睡不着，可以在床头准备一本自己不喜欢甚至感觉枯燥的图书，看几页就会想睡觉；或者看些节奏特别缓慢且情节单调乏味的电影，看着看着或许你就困到不行了。

7. 选择自己认为最放松的睡姿

睡觉最重要的是放松，躺在床上可以不用像坐在教室、办公室那样拘谨，可以找一种自己认为最舒服、最放松的睡姿，然后美美入睡。

8. 练习放松

生活压力使人精神紧张，带着这样的情绪睡觉，很多人只有望天花板的份儿。有人喜欢睡前做点和缓的运动，如打太极、练瑜伽等，都是放松身心的好方法。在床上做深呼吸运动，利用横膈膜收缩，挺出腹部，然后缓缓将气呼出，这样肺部得到充分换气，增强副交感神经的活性，可降低紧张情绪。所以，只要在床上或上床前做几次深呼吸运动，就可帮助自己尽快入睡。

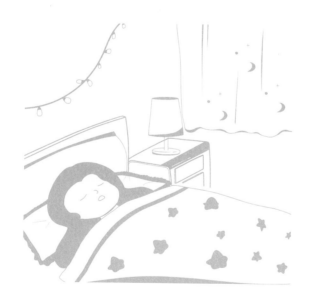

参 考 文 献

［1］王惠珊，黄小娜，蒋竞雄，等.中国城市0～5岁儿童睡眠时间流行病学调查［J］.中国儿童保健杂志，2006，14（4）：354-356.

［2］马冠生，崔朝辉，胡小琪，等.中国居民的睡眠时间分析［J］.中国慢性病预防与控制，2006，14（2）：68-71.

［3］潘黎.基于人体生理参数的清醒和睡眠状态的热舒适研究［D］.上海：上海交通大学，2012.

［4］罗鸿宇，华琦.失眠对心血管疾病的影响［J］.中国心血管杂志，2016，21（2）：162-164.

［5］陈伶俐.肠靶向催眠疗法对于改善肠易激综合征患者生活质量及临床疗效的意义［J］.中国慢性病预防与控制，2013，21（1）：74-76.

［6］赵艳红，单义辉，马连华.催眠疗法对广泛性焦虑的临床疗效对照研究［J］.中国心理卫生杂志，2005，19（8）：543-544.